中医历代名家学术研究丛书

主编 潘桂娟

顾世澄

谷峰 陈士玉 编著

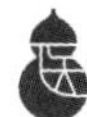

Academic Research Series of Famous Doctors of Traditional Chinese Medicine through the Ages

“十三五”国家重点图书出版规划项目

全国百佳图书出版单位
中国中医药出版社
·北 京·

图书在版编目（CIP）数据

中医历代名家学术研究丛书．顾世澄 / 潘桂娟主编；
谷峰，陈士玉编著．—北京：中国中医药出版社，
2021.12
ISBN 978-7-5132-6706-9

Ⅰ．①中…　Ⅱ．①潘…②谷…③陈…　Ⅲ．①中医临床－经验－中国－清代　Ⅳ．① R249.1

中国版本图书馆 CIP 数据核字（2021）第 007788 号

中国中医药出版社出版
北京经济技术开发区科创十三街 31 号院二区 8 号楼
邮政编码　100176
传真　010-64405721
河北品睿印刷有限公司印刷
各地新华书店经销

开本 880×1230　1/32　印张 5.75　字数 144 千字
2021 年 12 月第 1 版　2021 年 12 月第 1 次印刷
书号　ISBN 978-7-5132-6706-9

定价　49.00 元
网址　www.cptcm.com

服务热线　010-64405510
购书热线　010-89535836
侵权打假　010-64405753

微信服务号　zgzyycbs
微商城网址　https://kdt.im/LIdUGr
官方微博　http://e.weibo.com/cptcm
天猫旗舰店网址　https://zgzyycbs.tmall.com

如有印装质量问题请与本社出版部联系（010-64405510）

项目来源及国家重点图书出版计划

2005年国家重点基础研究发展计划（973计划）课题“中医学理论体系框架结构与内涵研究”（编号：2005CB532503）

2009年科技部基础性工作专项重点项目“中医药古籍与方志的文献整理”（编号：2009FY120300）子课题“古代医家学术思想与诊疗经验研究”

2013年国家重点基础研究发展计划（973计划）项目“中医理论体系框架结构研究”（编号：2013CB532000）

国家中医药管理局重点研究室“中医理论体系结构与内涵研究室”建设规划

“十三五”国家重点图书、音像、电子出版物出版规划（医药卫生）

2021年度国家出版基金资助项目

《中医历代名家学术研究丛书》编委会

主　　编　潘桂娟

常务副主编　陈　曦　张宇鹏

副 主 编　翟双庆　钱会南　刘桂荣　郑洪新
邢玉瑞　马淑然　陆　翔　文颖娟
柳亚平　王静波

编　　委（以姓氏笔画为序）

于　峥　王　彤　王国为　王姝琛　王蓓蓓　尹东奇
石　琳　卢红蓉　田丙坤　朱　辉　朱乔青　乔文彪
刘理想　刘寨华　江　泳　江　涛　汤尔群　许筱颖
孙晓光　孙海舒　孙理军　杜　松　李　倩　李文华
李海玉　李董男　李敬林　李翠娟　杨　杰　杨　萌
杨　舒　杨卫东　杨卫彬　杨景峰　肖延龄　吴小明
吴宇峰　何　流　谷　峰　谷建军　冷　伟　汪　剑
张　胜　张　聪　张　蕾　张立平　张卓文　张明泉
张银柱　陆　翔　陈士玉　陈子杰　陈玉萍　陈建杉
苗　苗　林　燕　林亭秀　林晓峰　呼兴华　依秋霞
金香兰　郑　齐　郑日新　郑旭锐　赵红霞　相宏杰
战丽彬　战佳阳　姚远友　夏丽娜　倪祥惠　徐世杰
席崇程　黄　辉　黄玉燕　崔　为　寇馨云　葛晓舒
董正华　韩晶杰　禄　颖　甄雪燕　蔺焕萍　黎鹏程

《中医历代名家学术研究丛书》审订委员会

前言

中医理论肇始于《黄帝内经》《难经》，本草学探源于《神农本草经》，辨证论治及方剂学发轫于《伤寒杂病论》。在此基础上，历代医家结合自身的思考与实践，提出独具特色的真知灼见，不断革故鼎新，充实完善，使得中医药学具有系统的知识体系结构、丰富的原创理论内涵、显著的临床诊治疗效、深邃的中国哲学背景和特有的话语表达方式。历代医家本身就是“活”的学术载体，他们刻意研精，探微索隐，华叶递荣，日新其用。因此，中医药学发展的历史进程，始终呈现出一派继承不泥古、发扬不离宗的繁荣景象。

中国中医科学院中医基础理论研究所，自2008年起相继依托2005年国家重点基础研究发展计划（973计划）课题“中医学理论体系框架结构与内涵研究”、2009年科技部基础性工作专项重点项目“中医药古籍与方志的文献整理”子课题“古代医家学术思想与诊疗经验研究”、2013年国家重点基础研究发展计划（973计划）项目“中医理论体系框架结构研究”，以及国家中医药管理局重点研究室（中医理论体系结构与内涵研究室）建设规划，联合北京中医药大学等16所高等院校及科研和医疗机构的专家、学者，选取历代具有代表性或学术特色突出的医家，系统地阐释与解析其学术思想和诊疗经验，旨在发掘与传承、丰富与完善中医理论，为提升中医师临床实践能力和水平提供参考和借鉴。本套丛书即是由此系列研究阶段性成果总结而成。

综观历史，凡能称之为“大医”者，大都博览群书，学问淹博赅洽，集百家之言，成一家之长。因此，我们以每位医家的内容独立成书，尽可能尊重原著，进行总结、提炼和阐发。本丛书的另一个特点是，将医家特色学术观点与临床实践相印证，尽可能选择一些典型医案，用以说明理论的实践价值，便于临床施用。本丛书列选"'十三五'国家重点图书、音像、电子出版物出版规划""医药卫生"类项目，收载民国及以前共102名医家。第一批61个分册，已于2017年出版。第二批41个分册，申报2021年国家出版基金项目已获批准，出版在即。

丛书各分册作者，有中医基础和临床学科的资深专家、国家及行业重点学科带头人，也有中青年骨干教师、科研人员和临床医师中的学术骨干，来自全国高等中医药院校、科研机构和临床单位。从学科分布来看，涉及中医基础理论、中医各家学说、中医医史文献、中医经典及中医临床基础、中医临床各学科。全体作者以对中医药事业的拳拳之心，共同努力和无私奉献，历经数年完成了这份艰巨的工作，以实际行动切实履行了"继承好、发展好、利用好"中医药的重大使命。

在完成上述科研项目及丛书撰写、统稿与审订的过程中，研究团队暨编委会和审订委员会全体成员精益求精之心始终如一。在上述科研项目负责人、丛书总主编、中国中医科学院中医基础理论研究所潘桂娟研究员主持下，由常务副主编陈曦副研究员、张宇鹏副研究员及各分题负责人——翟双庆教授、钱会南教授、刘桂荣教授、郑洪新教授、邢玉瑞教授、马淑然教授、文颖娟教授、陆翔教授、杨卫彬研究员、崔为教授、江泳教授、柳亚平副教授、王静波副教授等，以及医史文献专家张效霞教授，分别承担或参与了团队的组织和协调，课题任务书和丛书编写体例的起草、修订和具体组织实施，各单位课题研究任务的落实和分册文稿编写、审订等工作。编委会多次组织工作会议和继续教育项目培训，推进编撰工作进度，确保书稿撰写规范，并组织有关专家对初稿进行审订；最终，由总主编与常务副主编对丛书各分册进行复审、修订和统稿，并与全体作者充分交流，对各分册内容加以补充完善，而始得告成。

2016年2月，国家中医药管理局颁布《关于加强中医理论传承创新的若干意见》，指出要“加强对传承脉络清晰、理论特色鲜明的古代医家的学术思想研究”。2016年2月，国务院颁布《中医药发展战略规划纲要（2016—2030年）》，强调“全面系统继承历代各家学术理论、流派及学说”。上述项目研究及丛书的编写，是研究团队对国家层面“遵循中医药发展规律，传承精华，守正创新”号召的积极响应，体现了当代中医人敢于担当的勇气和矢志不渝的追求！通过此项全国协作的系统工程，凝聚了中医医史、文献、理论、临床研究的专门人才，培育了一支专业化的学术队伍。

在此衷心感谢中国中医科学院及其所属中医基础理论研究所、中医药信息研究所、研究生院，以及北京中医药大学、陕西中医药大学、山东中医药大学、云南中医药大学、安徽中医药大学、辽宁中医药大学、浙江中医药大学、成都中医药大学、湖南中医药大学、长春中医药大学、黑龙江中医药大学、南京中医药大学、河北中医学院、贵州中医药大学、中日友好医院16家科研、教学和医疗单位对此项工作的大力支持！衷心感谢中国中医科学院余瀛鳌研究员、姚乃礼主任医师、曹洪欣教授与北京中医药大学严季澜教授在项目实施和本丛书出版过程中给予的悉心指导与支持！衷心感谢中国中医药出版社有关领导及华中健编辑、芮立新编辑、伊丽萦编辑、鄢洁编辑及丛书编校人员的辛勤付出！

在本丛书即将付梓之际，全体作者感慨万千！希望广大读者透过本丛书，能够概要纵览中医药学术发展之历史脉络，撷取中医理论之精华，承绪千载临床之经验，为中医药学术的振兴和人类卫生保健事业做出应有的贡献！

由于种种原因，书中难免有疏漏之处，敬请读者不吝批评指正，以促进本丛书的不断修订和完善，共同推进中医历代名家学术的继承与发扬！

《中医历代名家学术研究丛书》编委会

2021 年 3 月

凡例

一、本套丛书选取的医家，为历代具有代表性或特色思想与临床经验者，包括汉代至晋唐医家6名，宋金元医家19名，明代医家24名，清代医家46名，民国医家7名，总计102名。每位医家独立成册，旨在对医家学术思想与诊疗经验等内容进行较为详尽的总结阐发，并进行精要论述。

二、丛书的编写，本着历史、文献、理论研究有机结合的原则，全面解读、系统梳理和深入研究医家原著，适当参考古今有关该医家的各类文献资料，对医家学术思想和诊疗经验加以发掘、梳理、提炼、升华、概括，将其中具有理论意义、实践价值的独特内容阐发出来。

三、丛书在总体框架上，要求结构合理、层次清晰；在内容阐述上，要求概念正确，表述规范，持论公允，论证充分，观点明确，言之有据；在分册体量上，鉴于每个医家的具体情况不同，总体要求控制在10万～20万字。

四、丛书的每一分册的正文结构，分为“生平概述”“著作简介”“学术思想”“临证经验”与“后世影响”五个独立的内容范畴。各分册将拟论述的内容按照逻辑与次序，分门别类地纳入以上五个内容范畴之中。

五、“生平概述”部分，主要包括医家姓名字号、生卒年代、籍贯等基本信息，时代背景、从医经历以及相关问题的考辨等。

六、“著作简介”部分，逐一介绍医家的著作名称（包括现存、已经亡佚又经后人辑复的著作）、卷数、成书年代、主要内容、学术价值等。

七、“学术思想”部分，分为“学术渊源”与“学术特色”两部分进行论述。前者重在阐述医家之家传、师承、私淑（中医经典或前代医家思想对其影响）关系，重点发掘医家学术思想的历史传承与学术渊源；后者主要从独特学术见解、学术成就、学术特点等方面，总结医家的主要学术思想特色。

八、“临证经验”部分，重点考察和论述医家学术著作中的医案、医论、医话，并有选择地收集历代杂文笔记、地方志等材料，从中提炼整理医家临床诊疗的思路与特色，发掘、总结其独到的诊治方法。此外，还根据医家不同情况，以适当方式选录部分反映医家学术思想与临证特色的医案。

九、“后世影响”部分，主要包括“学术影响与历代评价”“学派传承（学术传承）”“后世发挥”和“国外流传”等内容。其中，对医家的总体评价，重视和体现学术界共识和主流观点，在此基础上，有理有据地阐明新见解。

十、附以“参考文献”，标示引用著作名称及版本。同时，分册编写过程中涉及的期刊与学位论文，以及未经引用但能体现一定研究水准的期刊与学位论文也一并列出，以充分体现对该医家研究的整体状况。

十一、附以丛书全部医家名录，依照时间先后排列，以便查验。

十二、丛书正文标点符号使用，依据中华人民共和国国家标准《标点符号用法》（GB/T 15834—2011）。医家原书中出现的俗字、异体字等一律改为简化正体字，个别不能对应简化字的繁体字酌予保留。

《中医历代名家学术研究丛书》编委会

2021 年 3 月

内容提要

顾世澄，一名澄，字练江，生卒年不详，清康熙至乾隆间人，祖籍安徽芜湖。顾世澄出身于医学世家，成年之后迁居广陵（今江苏扬州）。其勤于诊务，疗效卓著，并致力于中医外科学术成就的总结与传承。其前后历经三十年，于乾隆二十五年（1760），完成《疡医大全》的编撰。此书为当时中医外科集大成之作，继承和总结了此前历代中医外科精萃。顾世澄不仅在外科诊治理论上多有建树，还具有丰富的临床诊治经验，本书对此进行了系统的总结。本书主要内容，包括顾世澄的生平概述、著作简介、学术思想、临证经验、后世影响。

顾世澄，一名澄，字练江，生卒年不详，清康熙至乾隆间人，祖籍安徽芜湖。顾世澄出身于医学世家，成年之后迁居广陵（今江苏扬州）。其勤于诊务，疗效卓著，并致力于历代中医外科学术成就的总结与传承。其前后历经三十年，于乾隆二十五年（1760），完成《疡医大全》的编撰。此书为当时中医外科集大成之作，继承和总结了此前历代中医外科精萃，体现了作者学术上兼容并收的特点和丰富的临证经验。

为了解现代以来有关顾世澄的学术研究情况，笔者在中国知网（CNKI），分别以“顾世澄”“疡医大全”为关键词检索该数据库收录至今的期刊论文，计有三十余篇文献，但大部分论文与顾世澄及《疡医大全》的研究关系不大。以下6篇论文对本研究较有参考价值。1994年，有学者发表《集古今名医确论，阐外证必本于内——清外科名医顾世澄》一文，始见对顾世澄的学术思想进行简要概括之期刊论文。2010至2011年发表的论文，有《顾世澄〈疡医大全〉学术思想初探》《〈疡医大全〉疮疡证治特点》《顾氏论痔》3篇。其中，前两篇均为安徽中医药高等学校张宏（受新安医学有关研究资助）撰写。2017至2018年，张宏在相关研究项目的资助下，又先后发表《〈疡医大全〉中尿的应用初探》及《顾世澄〈疡医大全〉中医护理特色探析》两篇论文。此外，通过中国知网（CNKI）检索，未见有关顾世澄及《疡医大全》研究的学位论文。2014年，贵州科技出版社出版了卢祥之、余瀛鳌主编的《中医古籍临床比对与新用丛书》，其中包括《〈疡医大全〉比对与新用》。此书在引用《疡医大全》部分原文之后，附以“选方简释”与“临床比对与新用”两部分。在“选方简释”中，对《疡医大全》书中的某些方剂来源、历代方解、方论等，进行了扼要的介绍。在“临床比对与新用”中，则主要收录现代期刊论文有关这些方剂应用的报道。因《疡医大全》为汇编类书籍，该书所选方剂，大部分并非出自《疡医大全》，而是该书所引录的历代外科名方。本次整理与研究中，对上述论文、论著对顾世澄生平事迹、学术思想，以及《疡医大全》有关问题的认识和研究结论有所参考。

通过前期调研，笔者认为，研究顾世澄的学术思想和临证经验，只能从整理和研读《疡医大全》原著内容入手。作为清代名医顾世澄传世的唯一著作，《疡医大全》被认为是清代以前中医外科学的集大成之作，但由于种种原因，学术界鲜有对该书学术特色及作者顾世澄的生平、学术思想等进行研究。原因之一，在于顾世澄的生平事迹，缺乏史料的相关记载。原因之二，在于顾世澄的著作仅此一部，而该书更多具有汇编性质，除“脚气论”一节为作者独立完整的论述，其余医论及疾病证治部分，主要内容为作者“辑诸家痈疽明论”“辑诸家痈疽治法”。原因之三，在于有关明清中医外科学的研究，学术界的焦点一般在正宗、全生、心得三个学术流派思想的挖掘与提炼，某种程度上忽视了对其他外科专著的研究。原因之四，顾世澄除承家学外，未见明确的师徒相授及私淑关系。而且，顾世澄虽勤于临证，但并未留下医案资料。

通过对顾世澄生平及《疡医大全》的深入整理研究，笔者认为此书中有些重要的内容，特别是顾世澄本人的学术思想和临证经验，既往为学界所忽略。而这些正是打开研究顾世澄学术思想及临证经验之门的关键之匙。一是《疡医大全》的体例编排，实则在某种程度上，反映出顾世澄对中医外科学术体系的认识。二是《疡医大全》书中，间有顾世澄的按语。经笔者检索，其中较为明确者，标明“愚按”6处，标明“澄按”3处，标明

“澄曰”86处。这部分按语，固然有些仅是作者对一些前人观点的评价之语，有些是复述前贤之言，但也有相当一部分反映出作者本人的理论见解和临证经验。虽字数不多，但若仔细阅读，亦堪有所体会。三是作者在对外科病证内容的编排过程中，内容的编排次第，在某种程度上也反映出顾世澄本人的学术倾向。重要者述于前，其他多处为“又曰”，则体现《疡医大全》作为“大全”兼容并收的原则。基于此，笔者在论述外科疾病辨治经验诸章节中，既展现顾世澄所推崇的前人理论和经验，更注重结合其本人之按语，分析其独到的理论见解和临证经验。四是《疡医大全》所载方剂的研究。《中医方剂大辞典》中有多首方剂标明出自《疡医大全》，虽难以一一判断这些方剂的原始出处，但是该书收录之广，功不可没。顾世澄虽称“自今古成方之外，又益以先祖宁华公、先父青岩公家藏经验诸方”，然书中对家藏方并未明确交待。笔者认为，“家藏经验诸方”并非均是其祖父、父亲的自创方，但毫无疑问是顾氏三代临证所用、行之有效的方剂，其内容已收录于本书。另外，《疡医大全》对具体外科病证的治疗，作者多有所推荐，提出临证当首选的方剂。虽然这些方剂有不少属于前人成方，但载入这些方剂，或再加以点评，也反映出顾世澄本人的体会和经验。本书所设“《疡医大全》临证效验方”一节，均是顾世澄在书中所认可的外科疾病治疗方剂，亦属顾世澄的临证经验，自有其临床价值。

本次整理研究，是按照《中医历代名家学术研究丛书》的统一体例与要求，对顾世澄的生平事迹进行深入探寻，并通过《疡医大全》一书，对顾世澄的学术思想、临床经验、后世影响等进行全面、系统的提炼、分析与总结。其研究的深度与广度，在以往研究的基础上，更进一步。尤其顾世澄临床经验分析与总结部分，更为历代研究所不及。顾世澄作为一名幼承家学、勤于诊务、疗效卓著的临床医生，其临证经验蕴含着较大的临床价值。另外如《疡医大全》一书中“脚气论”，实全篇均为作者个人创见，惜后世囿于该书“大全”之名，未能加以重视与分析。本书专辟一章，对该论中所涉及的理论和临床问题进行了阐述。

本次整理研究依据的《疡医大全》版本，为1987年人民卫生出版社点校本。点校者为凌云鹏。其中，附有整理者对《疡医大全》内容的概要阐述、学术观点分析、学术地位评价等，约五千字。此篇文献，较之目前有关《疡医大全》的同类研究论文，更为全面，故作为本书主要参考文献之一。

衷心感谢参考文献的作者和支持本项研究的各位同仁！

辽宁中医药大学　谷峰　陈士玉

2021年3月

目录

顾世澄

生平概述

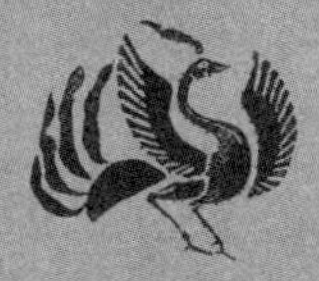

顾世澄，一名澄，字练江，生卒年不详，清康熙至乾隆间人，祖籍安徽芜湖。顾世澄出身于医学世家，成年之后迁居广陵（今江苏扬州）。其勤于诊务，疗效卓著，并致力于外科学术成就的总结与传承。其前后历经三十年，于乾隆二十五年（1760），完成《疡医大全》的编撰。此书为当时中医外科集大成之作，继承和总结了此前历代中医外科精萃。顾世澄在外科学术上，具有注重基本理论、善取众家之长、治外本诸于内、内治外治并重、师古而不泥古、强调临证实践等特点。其不仅在外科诊治理论上多有建树，也具有丰富的临床诊治经验。

一、时代背景

明清时期，中医外科得到极大发展。在外科基本理论、治疗思想原则、临证内外治法等方面，都有长足的进步。如明·薛己的《外科枢要》中，记载了有关外科病的理论、经验、方药。明·汪机的《外科理例》中，提出“治外必本诸内”的观点。清·吴师机的《理瀹骈文》专述运用药膏的外治法等。另外，明清时期外科形成了三大学术流派：以明·陈实功所著《外科正宗》为代表作的“正宗派”，以清·王洪绪所著《外科全生集》为代表作的“全生派”，以清·高锦庭所著《疡科心得集》为代表作的“心得派”。这三大学术流派，承前启后，对中医外科学的发展，起到了重要的推动作用。明清时期，特别是清代，中医外科的发展至少有以下几个特点：一是明确提出外科范畴；二是外科各类专病细化；三是外科理论高度集成；四是诸家学说各具特色。可以说，顾世澄所著《疡医大全》，既受到当时中医外科学术发展特点的影响，同时作为一部外科集成性的巨著，本身也对当时中医外科的发展起到了重要推动作用。

二、生平纪略

有关顾世澄的生平事迹，史书及地方志等均少有记载。《清史稿·艺文志》仅有“《疡医大全》四十卷，顾世澄撰”寥寥数语。根据《疡医大全》序言，以及《四库全书总目提要·医药家类编》《贩书偶记续编》等记载，大体可知其生平概况。

顾世澄，一名澄，字练江，号静斋，安徽芜湖人。其祖父顾宁华、父亲顾青岩，均为当地名医。其生卒年份，历代医家传略等均未提及，唯当代学者张宏提出顾世澄生于1644年，卒于1711年，但未标明此说的任何出处。《疡医大全》自序落款为“乾隆二十五年岁次庚辰孟夏静斋顾澄练江书”。乾隆二十五年为1760年，历代医家传略也多据此称《疡医大全》刊于乾隆二十五年（1760）。又，顾世澄在《疡医大全》自序中，明确说“斯书纂辑阅三十寒暑，因囊空悬，未获授梓。今缘两淮同人慨为捐资，始付枣梨，以成此志”。可见在顾世澄有生之年，《疡医大全》已经付梓刊行，顾世澄于乾隆二十五年（1760）为该书作序。上文所述顾世澄卒于1711年之说，显见有误。生于1644年之说，亦不可信。

顾世澄出生于医学世家，年少时“圣贤之书读而未竟”，转而承袭家学。乾隆二十五年（1760），《疡医大全》成书之际，顾世澄已编撰该书30年。亦即，顾世澄自雍正三十年（1730）开始编撰此书。又据汪立德序，此时顾世澄“已侨居广陵（扬州）行医四十余年”，其于康熙六十年（1721）之前就已迁居扬州行医。古代医生于弱冠之年，独立行医者并不少见。以此可以初步推断，顾世澄的出生年份在康熙三十九年（1700）前后。

至于顾世澄的卒年，另据顾世澄在乾隆三十八年（1773）重刊《疡医大全》时，请汪立德作序，说明此时顾世澄尚健在。因此可以推断，顾世澄的卒年不会早于乾隆三十八年（1773）。有学者推测顾世澄的生卒年在清康熙三十九年至乾隆四十五年（1700—1780），大体接近事实。总之，顾世澄生活于康熙朝晚期至乾隆朝中后期。

明清之际，正是古徽州“新安医学”的全盛时期，一时间名家辈出，各领风骚。正是在这样的医学环境之中，出生于医学世家的顾世澄从小耳濡目染，为他后来悬壶济世、著书立说奠定了基础。在中国古代，读孔孟之道，考取功名，无疑是大多数以诗书传家的家庭不二选择，顾家也不例外。然而，顾世澄自言“赋性迂拙，圣贤之书读而未竟”，转而承袭家学，且于治病救人之余，留下《疡医大全》这样一部中医外科学术发展史上的巨著。

成年之后，顾世澄迁居广陵（今江苏扬州），一直以医为业，勤于诊务，疗效卓著。据《疡医大全》“汪序”所谓“丹荔青芝，起颠连而跻仁寿者，指不胜屈”，是一位不折不扣的临床家。然而在繁忙的诊务之余，顾世澄始终坚持著书立说的初心。据其书中“凡例”:“澄本布衣，三指谋生，家口既多，负累綦重，黎明而起，昏夜方眠，应接之暇，思欲编着一书，诚非易事。所幸平生从不敢粗心浮气，妄施攻补；复不敢乘人之危，诳人肥己。因不负人，故心地宁；不妄求，故魂梦安。惟知守分安贫，以仁为念，专心采辑，今始告成。”可见顾世澄不仅医术高超，而且宅心仁厚，绝非追名逐利、唯利是图之辈。其著书立说之初衷，亦非盗世欺名，而是出于医者仁爱之心。事实上，自古以来，医学界重利轻德之辈比比皆是，正如新安健堂汪立德在《疡医大全》序言中所言，当时“世之庸工，不明脏腑，不按经络，临证制方，灭裂古人之成法，而私心自用，则于外科为尤甚，及偶得一经验之方，辄珍为己有，秘不示人”，而“顾君则不然，首述《内经》，次详脉络，以及分门别类，无一非先哲名言；珍方秘旨，悉皆胪载，其底蕴渊深，亦从可知矣”。更为难能可贵的是，顾世澄摒弃当时一些医生挟私自重、秘不示人之陋习，将先祖宁华公、先父青岩公家藏经验诸方和盘托出，使其发扬光大，造福后世，本人亦不存门户之偏。

顾世澄因专于诊务与著书，亦未讲学、授徒。其平生所学，尽以一书传世。

顾世澄治病救人，重义轻利，故虽医术高超，然收入则有限。顾世澄在《疡医大全》自序中说道：“斯书纂辑阅三十寒暑，因囊空悬，未获授梓。今缘两淮同人慨为捐资，始付枣梨，以成此志。”笔者体会到，如非感于顾世澄为人之安贫守道，恐怕也难有“两淮同人慨为捐资”之举。

顾世澄因著《疡医大全》，被后世视为外科名家。实则古代医生治病与分科一般很少泾渭分明，多数医生往往内、外、妇、儿科疾病通治。顾世澄虽以外科闻名，其实亦精通内科。在《疡医大全》“家眷弟乔光烈”之序中，即提及“顾君传医三世，精通内、外两科，其活人甚多”。顾世澄之所以倾数十年之心血，撰著《疡医大全》，其原因在于，“因念张、刘、朱、李诸书，以及时贤立论著述，咸于内证阐发无遗，而外科亦间施治有方，终未能得窥全豹”（《疡医大全·汪序》）。实际上，中医外科与内科并蒂同生，虽因其治疗疾病部位的不同而有分科之说，但其理论基础、辨证方法、诊治原则，仍然在中医以内科为代表的主流理论范畴之内。

顾世澄凝聚半生心血所著《疡医大全》，集历代中医外科名家理论精粹，编排有序，是清代以前中医外科学内容最为丰富的一部巨著，更因顾世澄理论与临证俱佳，而使其颇具学术价值，是中医外科学不可多得的著作，对于中医其他临床各科，亦不无裨益。

顾世澄

著作简介

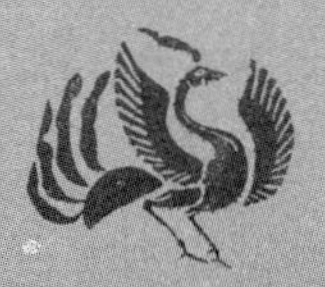

一、《疡医大全》文献析疑

《中医大辞典》记载:《疡医大全》,“又名《顾氏秘书》,40卷,清·顾世澄撰,刊于1760年”。《中国医籍考》记载:“顾氏(澄)《疡医大全》四十卷,存。”据其所录顾氏序,该书在“乾隆二十五年”完成编撰。这两部书中对顾世澄撰写《疡医大全》的记述较具代表性。除此之外,《中国中医古籍总目》记载:“《疡医大全》四十卷(1760年),附《内经纂要》,(清)顾世澄(练江,静斋)撰。”《四库全书总目提要·医药家类编》记载:顾世澄“乾隆三十八年癸巳(1773年)著刊《疡医大全》四十卷”。

上述文献记载中,有三个问题需要澄清。其一,顾世澄是否作《内经纂要》;其二,《疡医大全》刊行于1760年还是1773年;其三,是否有《顾氏秘书》的称谓。

《疡医大全》共计40卷,150余万字。现通行本的卷一部分,即名为《内经纂要》。正如该书凡例中所述:“首重《内经》,发明玄奥。疮疡虽曰外证,必先受于内,然后发于外,故不得不宣明《灵》《素》,阐发机微。况《内经》如奉行之律,律有万无可易之旨。而张、李、刘、朱,以及历朝诸家医集,有发前人所未发之论,拯救呼吸危亡复生之案。如今所引之例,其中多死中得活之条。所以,司医者,平时宜多读书则见识广。如临万难医治之证,色脉相参,其证尚有一线可生之机,便须竭其心力,旁求可生之法救之。庶不负上天好生之德与前贤立说之心,是以《内经》列之于首。”在《内经纂要》中,顾世澄节选《内经》有关原文51篇,并逐句加以注释,其中理论精义,或可作为本书论述的理论依据。然而值得提出的是,《内经纂要》部分，并非顾世澄原创，而是抄录自初刊于清康熙六十一年（1722）冯兆张《冯氏锦囊秘录》的《内经纂要》部分。经笔者详细比对，两本书的《内经纂要》部分所引《内经》篇目、记述的内容，并无二致。事实上,《疡医大全》本身即一部集成为主的著作，顾世澄“搜括古今名医确论”，在《内经》方面，则是直接引用距离其年代不远的《冯氏锦囊秘录》中的《内经纂要》，连篇目《内经纂要》的名称都未改易。由此可见，第一,《内经纂要》并非顾泄澄所作，而是转录他人著作内容。第二,《内经纂要》并非顾世澄所作另外一部书，实为《疡医大全》的一部分。即便《内经纂要》作为附篇与《疡医大全》一并刊行，也应该澄清其取自《冯氏锦囊秘录》，而不可称为顾世澄所撰。

有关《疡医大全》的刊行年代，有乾隆二十五年（1760）和乾隆三十八年（1773）之不同记载，则是不同版本之故。《疡医大全》的清代版本，主要有清乾隆二十五年（1760）达安堂刻本（初刻本）、清乾隆艺古堂刻本、清乾隆四部楼刻本、清同治九年（1870）敦仁堂刻本等。其实该书序言中所述已很明确，即“乾隆二十五年岁次庚辰孟夏静斋顾澄练江书”。书成之后，顾世澄又请名流作序，乾隆二十七年（1762），求得“赐进士出身诰授资政大夫巡抚贵州提督川贵军务兼兵部侍郎加四级记录十二次年家眷弟乔光烈”之“乔序”，乾隆三十八年（1773）再刻之时，又匆匆于该年“仲冬长至前三日”，求得“新安健堂汪立德”之“汪序”。另外，该书求得“乔序”，是在书稿完成两年之后的乾隆二十七年（1762）。故其书完成于乾隆二十五年（1760），首次刊行应是在乾隆二十七年（1762）。

该书书名据书中自序及他序，名为《疡医大全》，毫无疑义。至于个别目录书又称其作《顾氏秘书》者，实为出版商出版时所为。

二、《疡医大全》内容梗概

《疡医大全》是现存古代中医外科专著中内容最为丰富的一部，据张宏统计，该书引述了历代外科著作及30多位著名医家有关疮疡的理法方药。《中国医学源流论》评价称："顾书网罗浩博，不愧大全之称。"该书汇集上自《内经》《难经》《脉经》等经典，下至历代外科名家观点及效验方药，参以作者数十年临证经验，不存门户之偏，更不执于一己之见，而是兼容并收，分类编撰而成。全书40卷，150余万字，论述、注释、图文、歌诀俱备，可谓洋洋大观。首列《内经》，次列诊法、脏腑、运气，然后按疾病部位分列各类外科疾病。

笔者认为，《疡医大全》虽是一部外科集成之作，其所涉及范围，已超出今所云中医外科范畴。中医外科，主要是就病变特性及其治疗方法与特点而言的一种分科。所谓"外"，是指病发于体表之"外"，一般肉眼可见，有形可征。因此历代文献中，七窍、皮肤、乳房、痔漏、伤科，与痈疽、瘿瘤等一般外科疾病的类属，有分有合，不尽一致。外科疾病的范围及分类，自古以来历经变化。现代中医外科学的框架，以中医外科专家共同编写的《中医外科学》教材为主流，将历史上曾经隶属于中医外科学的跌打损伤、金刃刀伤、五宫等科，归于各专科，将以往归于妇科的乳痈、乳癖等归于外科。现中医外科一般分为疮疡、乳房疾病、瘿瘤岩、皮肤病、肛门直肠疾病、男性前阴病及外科其他疾病等部分。《疡医大全》所载，虽以外科疾病为主，但亦有于今归之于内科之"胁痛"等疾病。至于今天归于五官科、骨伤科、妇科、儿科诸病，则为古代外科专著所常见。盖因外科分科以"病发于外"为其依据，故以上凡属此类者，如幼科诸疮及痘疹等，均列入外科范畴。综观《疡医大全》一书内容，虽名"疡医大全"，从当前的医学分科而言，书中还包括了内科、妇科、儿科、皮肤科、性病科、男科、传染科等内容。

该书“凡例”部分，是对全书40卷内容的总括。就全书具体内容而言，卷一引录《内经》原文共51篇，加以注释，撷其精义。卷二论脉诊，在《内经》有关理论的基础上，进一步阐述三部脉分候脏腑及所主病证，结合中医外科疮疡病的特点，引证前代医家有关脉学理论，推断疾病预后吉凶。卷三至卷五载内景图、五运六气及太极图治，结合脏腑经络穴位，判断疮疡发于何经何脏，以确定疾病病位。卷六至卷九，分别论述各类疮疡痈疽病的辨证治疗、内治主方主药，以及外治艾灸、针烙、刀针、砭石、敷药等方法。卷十至卷二十七，分别按头面、咽喉、颈项、胸腋、脐腹、二阴、四肢等部分，全面介绍身体各部位疮疡病的具体辨证治疗方法。卷二十八为诸风部，卷二十九为癞癣部。卷三十至三十三，专门介绍小儿诸疮及痘疹的辨治方法。卷三十四、三十五为诸疮证治，包括疔疮、杨梅疮、疥疮、天疱疮等。卷三十六至卷三十九为各类跌打损伤、蛇兽咬伤及误服毒物、异物等急救方法。卷四十为奇病门，论述一些奇病、怪病的证治方法。附刊“寒门秘法”，内容多与伤寒病的辨证及治法有关。

该书除引述前贤、当代名医有关论述，结合自己的理论和临证加以评述外，更有作者家传的经验，“澄世传秘方，今俱备入，惟求济世活人，不敢私留只字”。

三、《疡医大全》体例分析

就《疡医大全》一书编写体例而言，则有以下几个特点。

（一）理论结构清晰

中医外科的理论结构，历代皆有变化。先秦两汉之际，已经认识到外科疾病作为一类病种，具有其病机和治疗上的规律性，为后世中医外科独立分科，形成理论框架奠定了基础。经历代发展，到明清时期，医家已明确提出外科的学科界限。如明·汪机在《外科理例》一书“前序”中，明确指出：“以其痈疽、疮疡皆见于外，故以外科名之。”

《疡医大全》一书的理论结构，已于前述，基本以体表外在部位为外科疾病分类依据，实则反映了作者对“外科”这一概念的认识，遵循了疾病表现“皆见于外”这一准绳。只有掌握了作者对“外科”认识的思路，才会明晰《疡医大全》不仅是一部单纯的外科学著作，实则内、外、妇、儿、五官、骨伤、急救各科，皆有所涉及。

（二）内容全面系统

《疡医大全》内容的全面系统，反映在以下四个方面：

一是理论临证结合。有对《内经》、脉学、运气、脏腑经络理论的阐述，更多则是临床诊治经验的总结，其中不乏顾世澄独有的家传之学与秘方。

二是整体个体兼顾。既有对外科总体因、机、证、治的医论摘录形式的归纳，又有对每个具体病证理论的总结。而且，对外科病证以人体上下部位划分，全面而不致遗漏。

三是古今理论融会。既有对古代外科名医、名著相关理论的全面汇集，又有同时代医学临证经验的总结。

四是理、法、方、药俱备。理法方药是中医诊治疾病的四个要素，环环相扣，缺一不可。在对众多疡科疾病的论述中，顾世澄抓住这四个要素，使其内容丰富、具体、全面、系统。兹举例如下，以示其特点：

该书对脓耳的认识分为“主论”与“主方”。《疡医大全·卷十三·正面耳颏部》“脓耳门主论”，分别对陈实功、冯兆张、陈士铎、汪机等前代医家的有关理法方药进行了整理与论述。

引述清·陈实功《外科正宗》曰："耳病乃三焦、肝风妄动而成，大人有虚火、实火之分。小儿有胎热、胎风之别。虚火者，耳内蝉鸣，出水作痒，外无焮肿；实火者，耳根耳窍俱肿，甚则寒热交作，疼痛无时。"

引述清·冯兆张《冯氏锦囊秘录》曰："耳者，宗脉之所聚，肾气之所通也。有小儿肾经气实，其热上冲于耳，遂使津液壅而为脓，或为清汁，然则厥阴之与足阳明，手少阴之与足太阳，为证尤甚。推其所致之由，其原有七，有实热，有阴虚，有因痰，有因火，有气闭，有肝风，有胎元所发而为病也。证有五，为鸣、痛、肿、聋、聤是也。当分其所因而治之。"

引述清·陈士铎《辨证冰鉴》(即《辨证录》)曰："人有双耳忽肿痛，内流清水，久则变脓血，身发寒热，耳内如沸汤响，或如蝉鸣，此少阳胆气不舒，而风邪乘之，火不得散，故生此病。法宜舒发胆气，佐以散风泻火之味，则愈矣。然有不效者，何也？盖胆受风火之邪，燥干胆汁，徒用祛风泻火，则胆汁益干，胆火益炽，风借火威，愈焚灼也，病益甚矣。"

引述明·汪机《外科理例》曰："虚火治以四物汤加牡丹皮、石菖蒲、肾气丸主之。实火，治以柴胡清肝汤主之。"

在"脓耳门主方"中，论述了古今医家治疗脓耳的验方、验药、验法。如红棉散：耳内生疮流脓，乃肝经郁火所结。枯白矾（三钱）、胭脂（一钱，存性，如能用干油胭脂更佳）。耳底流脓，枯矾、黄丹、龙骨、海螵蛸、麝香、干胭脂研细吹之。又方：青黛、人中白、枯矾、雄黄、冰片、黄柏（各等分），研细吹。又方：橄榄核，存性研细，加冰片少许吹。

在主方之外，又有若干方剂用药，以备临床医生选用。这种体例在《疡医大全》内，对具体病证的阐述中是较为通用的，体现了理法方药的全面性。

（三）形式体裁多样

《疡医大全》体裁多种多样，具体而言，有引用，有议论，有阐述，有注释，有图，有文，有歌诀。如顾世澄所云："首标《内经》义旨，宣明脉法元微，详分经络穴道，汇集内景证形，上自巅顶，下至涌泉。凡涉外证者，绘图立说，按证立方，诸如汤火刀伤，刑杖跌仆，兽伤虫咬，误吞药石毒物，五绝解救之法，自今古成方之外，又益以先祖宁华公、先父青岩公家藏经验诸方，别类分门，计四十卷，名之曰《疡医大全》。俾患者咸知疡必有名，医必有法，按图施治，经络分明。"

该书名为"大全"，意在搜集古今确论，所引用者极多，不仅前代名医所论皆标明出处，"其中诸同志所赠良方，刊入俱标姓氏，不敢泯其所自"。

1. 引用

比如"痔疮"部分。例如："陈实功曰：夫痔者，乃素有湿热，过食炙煿，或因久坐而血脉不行；又有七情，过伤生冷，以及担轻负重，竭力远行，气血纵横，经络交错；又或酒色过度，肠胃受伤，以致浊气瘀血流注肛门；又有妇人临产用力过甚，血逆肛门，亦能致此。初起为痔，久则成漏。(《正宗》)"此为引述古人之例，作者与引用书籍俱标。

"痈疽"部分，治痈疽之"仙传夺命膏"。例如："仙传夺命膏（《邵秘》）：治发背对口，一切肿毒，即日见效，揭下再贴一人，又能消去。驴蹄（一个），大鲫鱼、商陆（各一斤），山羊角（三个），芫花、土木鳖、白及、番木鳖、大戟、露蜂房、白蔹、红花、玄参、苏木、桃仁、蛇蜕（各一两），当归尾、黄牛角腮、巴豆肉、干蟾皮、猪悬蹄甲、南星、半夏、穿山甲（各二两），大黄（三两），蓖麻仁、苍耳嫩头（各四两），金线吊蛤蟆（一个）。用麻油四斤，同药熬枯去渣，熬至滴水成珠为度。每熟油一斤，入炒官粉八两收成膏；再下：乳香（去油）、没药（去油）、麝香、芸香、轻粉（各三钱），研细搅匀收贮。"此即所谓作者"刊入俱标姓氏"之例，引用了同道邵氏的经验方一首。

2. 议论

顾世澄议论处，在书中亦极多，其中既有顾世澄对先贤理论的讨论，更有结合自己临证经验所作的发挥。书中多处“澄曰”，多为顾世澄之议论。

如该书卷九之《论辨脓法》，先引诸家论述如下：

李东垣曰：夫疮肿之疾，毒气已结者，不可论内消之法，即当辨脓生熟浅深，不可妄开，视之可否，不致于危殆矣。凡疮疽肿大，按之乃痛者，脓深也；小按之便痛者，脓浅也；按之不甚痛者，未成脓也；若按之即复者，有脓也；不复者，无脓也，非也，必有水也。以手掩其上，大热者，脓成而自软也；若其薄皮剥起者，脓成也；其肿不甚热者，脓未成也。(《十书》)

经曰：脓血交黏，用药可全，色鲜红活，腐肉易脱，气败血衰，神仙叹哉。

齐氏曰：若发肿部软而不痛者，血瘤也。发肿日渐增长，而不大热，时时牵痛者，气瘤也。气结微肿，久而不消，后亦成脓，此是寒热所为也。留积经久，极阴生阳，寒化为热，以此溃者，必多成瘤。

伍氏曰：疮肿赤色，按之色不变者，此脓已成也；按之随手赤色者，其亦有脓也；按之白色，良久方赤者，此游毒已息，可就赤白尽处灸断，赤肿自消。凡以手按之。若牢硬，未有脓也；若半软半硬，已有脓也。又按肿上下不热者，为无脓；热甚者，为有脓，宜急破之。

继则，有顾世澄总结性的议论如下：

澄曰：凡肿疡按之软陷，随手起者，为有脓；按之坚硬，虽按之有凹，不即随手起者，为脓尚未成，不可轻易决破。又曰：凡大按乃痛者病深，小按便痛者病浅；按之处陷不复者无脓，按之处即复者有脓；按之不复者可消，若按之都牵强者未有脓也。按之半软者，有脓也。又以手按上下，不热者无脓，若热者有脓。凡觉有脓，急当破之；无脓但气肿，若有血，慎之，慎之，不可针破也，用诸拔毒之药敷散。四围坚，中间软者，此为有脓也；一边软，亦可有脓。都坚硬者，此为恶核，或有气也；都软者，此为有血或血瘤也，当审坚硬虚实为要。若坚疽积久，后若更变热中有软处，当软处切不可针破也；软疽者，只温暖裹衣置之耳。若针灸刺破，不可疗矣。

3. 阐述

该书称《疡医大全》，所谓述而不作，多以引述古人和汇集今人理论经验为主，虽有顾世澄之议论穿插于其中，但鲜有其对某一问题全面、系统的理论阐述。其中唯“脚气论”一篇，为作者本人之专论。顾世澄曰：“江左妇女脚气，非秦汉男妇五痹、湿热脚气一类，治法不同，故特增入。”可见其原因在于，顾世澄所治扬州妇女流传之“脚气”病，与古人所述“脚气”病因治法俱有不同，故作者对该病进行了系统、专门的阐述，非前贤所述，特称“增入”。

4. 注释

该书卷一之《内经纂要》，是对《内经》部分内容的注释。之所以首重《内经》，发明玄奥，其原因在于疮疡虽为外证，必先受于内，然后发于外。而中医临床的理论思维，无疑始于《内经》。历代医家包括“张、李、刘、朱，以及历朝诸家医集，有发前人所未发之论”，究其理论渊源，无不始于《内经》。实际上，中医外科的基础理论，同样肇始于《内经》。如《经》中“营气不从，逆于肉里，乃生痈肿”及“诸病胕肿，疼酸惊骇，皆属于火”，即为外科疾病的根本病机。更有《灵枢·痈疽》等外科疾病专篇。因此，该书列《内经》于首，以示其重要性。

其注释涉及《素问》51篇，为随文注释。如《上古天真论》一段：

今五脏皆衰，筋骨解堕，天癸尽矣。发鬓白，身体重，行步不正，而无子耳（物壮则老，谓之天道也）。有其年已老而有子者，此其天寿过度，气脉常通，而肾气有余也（禀天真之气有余也）。此虽有子，男不过尽八八，女不过尽七七，而天地之精气皆竭矣（虽老而生子，子寿亦不能过天癸之数）。

5. 图示

外科疾病的症状特点，即为外有症形可见，故该书多有图示说明，以使读者一目了然，望而知之。正如顾世澄自序所云："汇集内景证形，上自巅顶，下至涌泉，凡涉外证者，绘图立说，按证立方。"又云："俾患者咸知疡必有名，医必有法，按图施治，经络分明。"

6. 歌诀

歌诀朗朗上口，便于学习、记诵，书中多见此种形式。如书中卷六《论辨纯阳疮疡法》《论辨纯阴疮疡法》，分别引《外科正宗》"痈疽阳证歌""痈疽阴证歌"，列举如下。

纯阳初起必焮肿，更兼身热有微寒，顶如尖字高凸起，肿似弯弓根有盘；七日之间多焮痛，二七之期脓渐漫，动息自宁食知味，二便调匀无泻干，肿消脓溃精神爽，腐脱新生气血完；五善自然臻并至，七恶全无半点干，痛随脓减，肿退肌宽，此属纯阳俱易治，百人百可保全安。

纯阴初起不知疮，粟米之形疙瘩僵，不红不肿不知痛，少热少焮少提防；七朝之后身体倦，疮根平大喜洗汤，顶不高兮根不活，色不光兮腐不穰，软陷无脓空结聚，脉浮数大细飞扬，饮食不餐身战战，尝汤止许意茫茫，疮上生衣如脱甲，孔中结子似含芳，脓多臭秽身难便，举动怆惶韵不长；疮形成紫黑，面色变青黄，精神昏愦多鼾睡，言语无人自发扬，口干多舌强，痰喘定身亡，此属纯阴俱不治，百人百可到泉乡。

又如，卷六中《论分经络部位气血多寡》，论经脉气血多少，在总结明·申斗垣《外科启玄》有关理论基础上，撰歌诀如下。

多血多气君须记，手经大肠足经胃，多气少血有六经，三焦胆肾心脾肺，多血少气心包络，膀胱小肠肝无异。记此则知气血多少之异矣。

总而言之，《疡医大全》在中医外科发展史上，无疑是一部鸿篇巨制，较之前的《疡科证治准绳》《外科正宗》《医宗金鉴·外科心法》等内容更为完备。更因其作为有数十年经验的临床家的身份、三世为医的家传秘法等，使其具有较为重要的临床参考价值，对后世产生了深远的影响。

顾世澄

学术思想

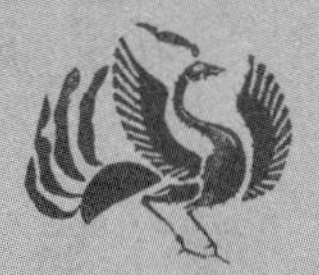

一、学术渊源

顾世澄生活的年代，时逢后世所谓“康乾盛世”。当时，“三藩之乱”平息已久，虽间或有对外的战争，中原地区则无战乱之祸。正因如此，顾世澄在《疡医大全》自序中说道：“澄生逢尧舜之世，身为太平之民。”乾隆四年（1739），乾隆皇帝在登基之初，即诏令太医院右院判吴谦主持编纂《医宗金鉴》，书成之后，被定为太医院医学教育的教科书，成为全国医学教育的必读书和准绳。《医宗金鉴》于杂病之外，对妇科、幼科、外科皆有专门记述。从《疡医大全》作者自序来看，其对《医宗金鉴》极为推崇，该书对历代外科理论的整理，对顾世澄颇有启发。顾世澄有感于中医外科历代积累的理论和经验甚巨，而缺乏集大成之作，结合自己的理论体会和临证经验，历经三十余年，编撰《疡医大全》，承前启后，有功于后学。

顾世澄的祖父、父亲都是医生，其本人与他的祖父、父亲均未见师承、私淑等方面的资料。从顾世澄在《疡医大全》一书中对外科理论与疾病的汇编情况，则可以探寻其对外科理论认识的学术渊源。

《疡医大全》的体例和结构，实际从某种程度上反映出作者对外科的总体认识。该书自称“大全”，所辑录引用的外科书目众多，分析该书外科结构的学术渊源，能反映作者对外科疾病证治规律的宏观把握。

该书开篇不从外科讲起，首卷辑录《内经》原文，即为一般外科专著所少见。究其原因，正如作者自序所云：“首重《内经》，发明玄奥。疮疡虽曰外证，必先受于内，然后发于外，故不得不宣明《灵》《素》，阐发机微……是以《内经》列之于首。”该部分内容，主要转录自冯兆张《冯氏锦囊秘录》的《内经纂要》部分。清代汇编前代医书，撷其精粹，分类编排的医著不在少数，最有名者如《医宗金鉴》，即是如此。然《医宗金鉴》首引《伤寒论》《金匮要略》。作为外科全书的《疡医大全》，在引述经典方面，则选取了《内经》。又有笔者近所整理出版清代医家蔡宗玉《医书汇参辑成》，亦具有全书性质，则首论《内经》《伤寒论》，次论临床各科。《内经》对临床各科包括中医外科的理论指导，毋容置疑。然《疡医大全》只是一般性地引用冯兆张《内经》节注本的内容，所选内容并非专为外科所设。这一点读者也应明确。

次论脉诀，则意在论诊候形状，别表里虚实，决顺逆死生。顾世澄有感于“近来疡科只仗膏丹，不习脉理，遇一大证，便令病家另延内科服药。殊不知专司方脉兼谙外证者少，每至内外两科彼此相左，当表散而反补，当内托而反清，当峻补而反泻，贻误非轻”，于是在这一部分汇集脉法。顾世澄论道：“俾司疡科者留心脉理。若能内外一手，则病者更受其益矣。但脉理至微，不特三部九候，即浮、沉、迟、数，四脉情形凭何指示，父不能传之子，师不能传之徒，其故何也？所谓得之于心，应之于手。必须资质明敏，临证时心平气和，呼吸调匀，时刻留心。譬夫诊视寒门，诊脉时细加体会，原来表证见是脉，半表半里见是脉，传里见是脉，三阴见是脉，临诊既多，经历渐久，日夕精进，始能得脉息之情形，察虚实存亡之至理。若漫不经心，虽终身亦不知脉为何物，得心应手，岂易言哉！《脉经》务须熟读，而后用心调息诊之，自得矣。”临床脉诊自古有“心中了了，指下难明”之说，顾世澄作为一位临床家，对此的体会和感悟颇深，可资参考。重视脉法，不仅是外科的特点，中医大内科也同样如此。古人称内科为“大方脉”，即可以看出其对脉法的重视。《医宗金鉴·外科心法要诀》卷一即设“脉诀”。《疡医大全》脉诀部分，取“《黄帝素问》《难经》《灵枢》《甲乙》以及叔和、仲景、扁鹊、华佗，《千金》《外台》《圣济总录》，古今名医诸家方论之中，诊候疮肿之说，简编类次”（《疡医大全·卷二·论诊候入式法》)，并颇能结合外科病证之实际，具有较为重要的临床参考价值。

该书卷三、卷四之内景图说，在外科专著中亦很有特点。其不仅据古籍所载，对脏腑的形态结构进行了描述，而且对其功能、病变特点、用药规律，以及所属经脉特点等均有所论述。这一点，倒与西医外科之主要以手术治疗为主，必然要对人体形态结构了然于胸有相通之处。当然，在顾世澄生活的年代，尚不具备现代西医外科手术所必需的一些条件。其对脏腑的认识，不仅是认识病患部位的特征，更重要的还在于通过对脏腑功能、用药特点的论述等，指导中医的内外治法。正如顾世澄所谓："遵《铜人图》经络穴道，针锋较对，便知所患部位属于何经，其经气血多寡，庶攻补不致妄施。"(《疡医大全·凡例》)

从卷五至卷九，更像是独立成篇的论文汇编，如"辑诸家痈疽明论，字字可师"，"辑诸家痈疽治法，可为后学准绳"，"论痈疽兼现寒热、烦渴、秘结、泄泻诸证，以别阴阳虚实，不致攻补失当"，"列痈疽初起内消、敷围、针灸、溻洗、内托、砭石刀针、溃后托补、生肌敛口三十八法"。对外科疾病的病因、病机、辨证、治疗、调护等，设一相对独立主题，展开论述。这种形式在顾世澄以前的外科专著中几成通例。如元·齐德之所撰《外科精义》，其内容基本上为独立成篇的专题论述组成。明·薛己的《外科心法》，先直接引述前贤专论之精要者，再展开对外科专病医案之列举。相比较而言，《疡医大全》理论归纳之丰富，可谓集前代之大成，然临证医案列举远不足，笔者以为遗珠之憾。同样是薛己的《外科枢要》，前述医论，后对外科疾病分别阐述。明·申斗垣《外科启玄》，也是先援述各类外科诊疗理论之通论后，再对外科疾病以类相从，分别阐述。清代较有影响的外科专著，还有陈士铎所著《洞天奥旨》。其体例亦与明代薛己所著《外科枢要》、明代申斗垣所著《外科启玄》等一脉相承。清代著名医家程国彭之《外科十法》，则是先将外科治法十种分别论于前，再展开对外科疾病证治方药的阐述。以上种种，对顾世澄《疡医大全》必有所启发和借鉴。事实上，以上各书在书中前部所列医论，大部分亦为《疡医大全》所载录。

《疡医大全》卷十至卷二十七部分，按照人体自上而下的顺序，分别从头面、咽喉、颈项、胸腋、脐腹、二阴、四肢等部分，介绍各类疮疡病的具体辨证治疗方法。各卷列痈疽名目，逐类分门。上自颠顶，下至涌泉，每一证即绘一图，首标历代名医医论，间有作者心得体会附于后。每证先以前代古方加载，继则列入顾世澄所搜集的各家经验奇方，以备临时采择。其中又有相熟同道所赠良方、作者世传秘方，亦俱备入，“惟求济世活人，不敢私留只字”。虽以疮疡病言之，实际上顾世澄所谓“疡医”，仍是从传统中医学“大外科”的角度而言，即凡病发于外者，皆以外科疡医之属名之。人之五官俱在外，故五官科的各类病证，亦归入其中。即如耳鸣、耳聋之属，亦不例外。今之皮肤科各类疾病、儿科痘疹等，更在其列。这部分主要是按部位统疾病，如论及眼目，“痘毒攻目”、小儿咳嗽日久所见血脉贯瞳等，均在其列。明清之际，比较有代表性的综合性著作，如《证治准绳》《景岳全书》《类证治裁》《张氏医通》等，均已大致将五官科与一般疮疡病的外科独立出来。即如外科专著的《外科启玄》《外科正宗》等，亦不列五官科各类病证。顾世澄的《疡医大全》，基本以体表外在部位为外科疾病分类依据，实则反映了作者对“外科”这一概念的认识，遵循了疾病表现“皆见于外”这一准绳，而从体表各部位的病症言之，则不无遗漏，方能大全之。当然，顾世澄也并非拘泥于“皆见于外”，比如卷二十一即为“内痈”部，“五脏六腑内痈、内疽、癥瘕、痞癖”等，皆汇于此部中。

从卷二十八开始，《疡医大全》上起头面、下至足踝的分部论病结束，开始有另外的体例结构。卷二十八为“诸风部”。《素问·风论》曰：“风者，百病之长也。”历代医著中以诸风为纲者极为多见，《疡医大全》将作者认为病因为风，而又症状表现于外在形体之外科病择出，故仅列出油风、痛风、疠疡风、紫白癜风、麻风几种病。

卷二十九为“癞癣部”。所论“自蛇虱、乌癞、癣疹起，至湿痰流注止”，皆汇于此部中。实则不只癞癣等皮肤病，该卷中还有肌肤酸痛、伤寒瘥后发肿、伤寒身痒、肿块、汗斑等，因不便归于身体某一部位，而又属“形见于外”之疾病，顾世澄皆将其归入该卷之中。

卷三十为幼科诸疮，列胎毒、疮丹、疔毒等各类儿科常见外疡类疾病。对幼科诸疮进行归纳者，在顾世澄之前，只明代著名儿科大家万密斋所著《万氏秘传外科心法》“小儿图形九症”中有所涉及，其他外科名著则不多见。

卷三十一至卷三十三，皆为痘疹部。幼科痘疹，古名天疮，顾世澄家藏有《邵氏秘书》，为儿科医籍所罕见者。顾世澄在此基础上，特以清江聂久吾先生、喜泰顺先生痘科秘本，朱纯嘏先生《痘疹定论》，四家汇辑，“凡司痘疹者留心斯卷，用意讨寻，则保全寰宇婴孩性命，其功博矣”。顾世澄除汇集诸家有关痘疹经验外，更增幼科诸疮于上，以期能保婴寿世。

继三十卷“幼科诸疮”之后，卷三十四、三十五，专论“疮科”。关于“疮”的概念，古代医家的认识不尽一致。《外科精义·论诸疮》云:“夫诸疮之生，其类甚多种。大小方书，载之纷纷。以要而论，概举四等。一者，因于气血稽留，而结于内者，谓肠胃之中痈疽是也。二者，因于气血稽留，而结于外者，谓十疔、九瘘、五痔之类是也。三者，不因气血而为疮，谓堕仆并金刃汤火灸烙，而伤皮肉之类是也。四者，不因气血而骨肉损伤者，谓虫兽爪牙所害之类是也。”如此，则“疮”实为外科疾患之总称。明代赵宜真《外科集验方·论诸疮》，则提出外科范围内具体的疮病的范畴。其曰:“夫诸疮者，谓诸般小疮也。其名证不同，此皆心肾不交，饮食不节，肠胃停留宿滞，风毒与血气相搏，凝滞于肌肉之间而发也。凡人体虚，感受风热湿毒之气，发为疮疡。痒痛焮肿，身热多汗，是为恶疮。若或生于手足间，相对如新茱萸，痒痛拆裂，搔破则黄水淋漓，有孔如瘑，久而生虫，是为瘑疮。或初生如饭粒，渐大而有根，头破血流脓出，肉翻如花开之状，是为翻花疮。或初生甚小，先痒后痛，汁出浸淫，湿烂肌肉，延及遍身，名曰浸淫疮。或生于两耳鼻面，烂及下部诸窍，浸入筋络，月中则疮盛，月末则疮衰，以其随月而生，是为月蚀疮。或毒气攻于手足指，胬肉裹上指甲，疼痛出血。疮中有虫，是为甲蛆疮。或指头先肿，焮热掣痛，然后于爪甲边结脓，甚者爪甲俱脱，是为代指。有人禀性畏漆，见漆则中毒，面痒而肿，搔之成疮，延及遍身，脓焮痒痛，是为漆疮。盛暑之时腠理易开，风热毒气搏于皮肤，轻者状如撒粟，重者热汗浸渍，匝匝成疮，是为痱疮。或心神烦躁，遍身发疮，赤烂如火，名曰热疮。或身触风寒冷气，以致血涩不行，其疮顽滞不知痛痒，经久难疗，名曰冷疮。或身发疮肿，非痈非疽，非癣非疥，状如恶疮，或瘥或剧，名曰无名疮。或头生白团，斑剥如癣，上有白皮，久则成痂，遂致满头生疮，中有孔有脓，细虫入里，不痛微痒，少长不瘥，名曰秃疮。若妇人玉门生疮久不愈，因而浸淫，名曰阴蚀疮。或冬月因寒，手足皲裂成疮，名曰冻疮。若刀斧所伤者，名曰金疮。烫火所伤者，名曰火疮也。"《疡医大全》诸疮部所列疾病，有疔疮、水疮、红丝疮、杨梅疮、结毒、脓窠疮、疥疮、薄皮疮、肥疮、天疱疮、翻花痔、鸦啖疮、面上热毒恶疮、黄水疮、香瓣疮、金丝疮、火珠疮、热疮、寒疮、冷疮、肉刺毛、鱼脊疮、赤炎疮、癌疮、瘭疮、日晒疮、水渍疮、冻疮、汗淅疮、皲裂疮、蜘蛛疮、漆疮、恶疮、顽疮、席疮、血箭、血痣、血瘤、疣、千日疮，种类较《外科集验方》更多。

卷三十六至卷三十九，分别为跌打部、急救部、蛇虎伤部、救急部。其中，"急救"是论烧烫、溺水等之急救，"救急"主要是各类药物、食物中毒的解方。"列凡水火金刃，跌打急救，五绝中毒等证，经验治法"，"列一切虎、犬、蛇、蝎，虫蜇、咬伤治法"。

卷四十为古今奇病治法，附刊寒门秘法。因“冬月伤寒，最为酷烈，六经不明，每多混治，差之毫厘，失之千里，攻表倒施，危亡立待。特附卷末，诚乃寒门快捷方式”。正如清·乔光烈为该书作序所称：“顾君传医三世，精通内外两科，其活人甚多。”除疡科之外，“至其寒门五法，则又仲景之功臣也”。

通过对该书结构的详细分析，笔者认为，《疡医大全》是在综合了前代外科专著内容的基础上，基本继承了主流外科著作所确立的结构，同时基于作者本人的学术思想，又有所突破和创新。

二、学术特色

（一）重视经典理论

据《疡医大全》汪立德序曰：“夫世之庸工，不明脏腑，不按经络，临证制方，灭裂古人之成法，而私心自用，则于外科为尤甚。及偶得一经验之方，辄珍为已有，秘不示人。殊不知古圣贤创设成规，笔之于书，原示后人以规范，徒以秘而不宣者，煽巧矜能，自诩为专家独步，何见之小耶！”又曰：“顾君则不然，首述《内经》，次详脉络，以及分门别类，无一非先哲名言；珍方秘旨，悉皆胪载，其底蕴渊深，亦从可知矣。”

作为一个临床家，顾世澄深深体会到基础理论对临床实践的指导意义。如果没有理论的指引和规范，则零散的临证经验，就难以形成表述规范、传承可靠的知识体系。因此，在《疡医大全》的开篇，顾世澄并没有直接切入到对具体外科疾病的认识，而是首论《内经》与脉法理论。顾世澄“首重《内经》，发明玄奥”。事实上，《内经》作为中医学的“医学之宗”，不仅奠定了中医学理论体系的基本框架，对中医临床内外妇儿各科的基本理论，同样也提供了范式。顾世澄深感“《内经》如奉行之律，律有万无可易之旨”。基于此，顾世澄将《内经》理论列于全书之首。应该说，作为一部外科专著，首列《内经》注释于前，是极为少见的。除《内经》基础理论之外，顾世澄对脉诊理论也极为重视。特别“论诊候形状，以别表里虚实，以决顺逆死生”。提出“医家苟不明脉，则如冥行索途，动致颠覆矣”；故“必先诊脉后，对证处药，独疮科之流，多有不诊其脉候，专于治外，或有证候疑难，别召方脉诊察”。其反对当时的疡科“只仗膏丹，不习脉理”的做法。脉理至微，如《内经》所提出的三部九候脉象，因其复杂艰深，后世已少有应用。即便比较简单的浮、沉、迟、数等脉象，亦难以言传身教，甚至“父不能传之子，师不能传之徒”。顾世澄认为，学习脉诊必须得之于心，方能应之于手。学者既资质明敏，临证又能心平气和，呼吸调匀，时刻留心，诊脉时细加体会，临诊既多，经历渐久，日渐精进，方能得脉息之情形，察虚实存亡之至理。如漫不经心，即便诊脉无数，亦可能终身仍不知脉象为何，难以得心应手。因此，《脉经》等脉学典籍务须熟读，而后用心调息诊之，日久自得其妙用。同时，五运六气学说也是中医学基础理论重要的组成部分。顾世澄同样将其列之于论疡之前。顾世澄对基础理论的重视，不仅体现在《疡医大全》开篇所论《内经》注释、脉学理论与运气学说，而且在论及该书的主体内容——疡科疾病时，同样体现了首重疡科基础理论的学术特色。该书首先对历代医家有关疮疡的病因、病机、辨证、治法、调护等基本理论，进行了论述；次则展开对全身各部位疡科疾病的具体论述。

类似的例子在书中不胜枚举，兹举《疡医大全·卷六·论疮疡痛痒麻木》一例，得以具体分析该书重视基础理论之学术特色。

该篇首先即从《内经》出发，详细阐述了疮疡痛痒麻木的病机原理。如“经曰：诸痛痒疮疡者，皆属心火。火之为物，能消烁万物，残败百端故也。盖人之肌肤附近火灼则为疮，若肉近火则痛，微远则痒，此火之用也”。

书中指出痛痒属疮疡常见症状，实则反映出疾病虚实的病机特点。如“经曰：痛者为实，痒者为虚，非为虚寒之虚，乃火热微甚之意也。又有疮疡麻木而不知痛痒者，是气虚而不运，又兼疮毒壅塞，经络不通，致令麻木，而不知有无也，亦分轻重耳。盖麻者，木之轻，木者，麻之重也。假如人坐久之，腿膝木而不知有无，少顷舒伸，良久复疏，则麻乃壅之少，气通血复行之意也。大抵未溃之先，有麻木者，毒塞轻重之分也。已溃之后，而有麻木者，乃肌肉腐烂，血气已亏，是虚之轻重也”。

接下来，顾世澄在援引张介宾、李东垣有关论述之后，结合自己的理论和临证经验，总结为：“痈疽疼痛有五种：初起者，气凝血聚也，宜活血行气；已成跳痛者，此肉腐作脓也，宜内托排脓；将溃误敷凉药痛者，宜用芳香之药淋溻之；已溃脓出反痛者，虚也，宜补气血；溃后秽气所触而痛者，宜乳没解之，其痛自止。”

观此一段，既有对《内经》等经典理论的深入诠释，又有作者自己临证经验的高度理论性总结，较为典型地反映出该书首重基础理论的学术特色，足见顾世澄全面的理论素养与丰富的临证经验结合之紧密与巧妙。

（二）治外本诸于内

中医虽也有内、外、妇、儿等分科，实则各科的一些基本理论都是相同的，皆以中医内科所确立的临床理论为主导。痈疽疮疡，虽病发于外，实则中医认识这些疾病的发病原理，亦不外脏腑经络、表里阴阳，故治疗外科疮疡，不离根于中医内科的一些基本大法。诚如明·孙文胤《丹台玉案·卷之六·疮疡科》所曰：“则疮疡之疾，非外得也。而昔人列之为外科者，以形症在外，非若内症之无形可见也。然外之所成，皆内之所发，未有不由脏腑而出者。其可视以为外症而忽之乎？”清·高秉钧《疡科心得集·申明外疡实从内出论》所述：“夫外疡之发，不外乎阴阳、寒热、表里、虚实、气血、标本，与内证异流而同源者也。”

顾世澄虽以外科闻名，但也精通内科，之所以倾数十年心血撰著《疡医大全》，其原因在于“因念张、刘、朱、李诸书，以及时贤立论著述，咸于内证阐发无遗，而外科亦间施治有方，终未能得窥全豹”。

《疡医大全》主张，“疮疡虽曰外证，必先受于内，然后发于外”。因而，在认识、治疗外科疮疡病方面，则是本着中医整体观念与辨证论治的原则，虽治其外，其实治病求本，实为本于内。

《疡医大全》所纳入的外科疾病，是本着病状在外，其发病机理，不离脏腑经络的原则。当然，外科疾病有其特殊的表现，除遵循一般的阴阳表里寒热虚实与脏腑经络气血辨证之外，还应结合外科疾病所特有的肿、痛、痒、麻、溃烂及溃疡形色等特征，进行辨证论治。其症虽为外症，其病机分析的方法，仍然遵循中医的辨证规律。

如《疡医大全·顽疮门主论》引陈士铎《辨证录》所云：“人久生恶疮，或手足、头面、胸背。经年累月不愈，臭腐不堪，百药无效，人所谓顽疮者，言其冥顽，医功无所施力也，然亦治之不得法耳。人身气血和，必不生疮，即间生疮，旬日速愈，是生疮者乃气血不和也。其不和者或因湿浸，或因热盛，或湿热寒邪交至，以致气结不宣，血滞不散，结于皮而皮生疮，结于肉而肉生疮。久则脓血不净，因而生虫，人又用杀虫之药伤其皮肉，则气血更虚，力难兼到，弃皮肉于膜外而罔顾，则成疮矣。故治疮必以行气活血为主，而虫与毒不必计也；然行气活血亦不易也，非补气血不可，盖气得补而气自行一身，血得补而血自活于遍体也。”既从气血论恶疮之病机，亦从内治之调整气血而论治。

其论治痘疮，亦专从营（荣）卫立说。在《疡医大全·卷三十二·痘疹部（中）》“荣卫论”一篇中，先论荣卫气血之功用。其曰：“夫荣行脉中，卫行脉外，内外卫护，互为滋养，得天地生生之道而无咎矣。然荣卫根于元气，元气固则荣卫于脉之内外，阴阳相济而无间断，自能拘血附位而功成矣。”

次论痘疮发病与荣卫的关系。其曰：“夫痘疮之毒，本于五脏之液，各随经络部位，直犯荣卫而出。”

其辨证亦法于气血。其曰：“因即气血从之，故观其里来坚厚，窠囊充长者，气之足也；根芽红活，形色润泽者，血之足也。气血既足，则痘易发易靥，不须施治，以蹈实实之戒。如平陷嫩薄者，气之病也，干枯紫黑者，血之病也。”荣卫循于五脏六腑，故痘疮发病又与五脏相关。其曰：“脾胃者，气血之父也。心肾者，气血之母也。肝肺者，气血之舍也。脾纳水谷，其悍气注于肾而为气，肾舍于肺而为卫，以温肉分，充皮毛，肥腠理，司开阖也。若卫气虚则疮不起发，其毒乘气之虚而入于肺，肺受之而为陷伏，而归于肾矣。抑脾纳水谷，其精气注于心而为血，心舍于肝而为荣，以走九窍，注六经，朝百脉也。若荣血虚则疮不光泽，其毒乘血之虚而入于肝，肝受之则为痒塌，而归于心矣。”

在此基础上，提出痘疮的治疗法则，为“气病治气，血病治血，寒则温之，热则清之，虚则补之，实则泻之，仍以脾胃为主，而不可犯之”。反对一味妄用寒凉之品，提出“此皆气血为病，荣卫不周，阴阳失序，致毒内攻而脏腑绝，故气血实关乎痘，岂可忽哉！若以诸疮皆属心火，而以寒凉泻心为事，致血凝毒滞，心为君主，何能运一身之血以成功耶。”

（三）取法众家之长

该书既称“疡医大全”，则搜罗各家，以成大全；“搜括古今名医确论”，为作者成书之重要宗旨。这既是作者成书之宗旨，更是作者行医之宗旨。作者虽为世医出身，然勤求古训，博览群书，张仲景、李东垣、刘完素、朱丹溪，以及历朝诸家医集，有发前人所未发之论，皆烂熟于心。同时，其书中也大量记述了一些显然具有民间经验性质的外科医方与医术。顾世澄提出："司医者，平时宜多读书则见识广。如临万难医治之证，色脉相参，其证尚有一线可生之机，便须竭其心力，旁求可生之法救之。"在论各类疮疡病之前，顾世澄首先"辑诸家痈疽明论，字字可师"，并"辑诸家痈疽治法，可为后学准绳"。难能可贵的是，其治学严谨，绝不私人之美。如其所言："列痈疽名目，逐类分门。上自巅顶，下至涌泉，每一证即绘一图，首标历朝名医确论，续陈妄参末议，补前人所未载，续编简之未备。每证除以前代古方载入，以为遵守规模；继入各家经验奇方，以备临时采择。其中诸同志所赠良方，刊入俱标姓氏，不敢泯其所自；澄世传秘方，今俱备入，惟求济世活人，不敢私留只字。"(《疡医大全·凡例》)其中，幼科痘疹部分，既取自顾世澄家藏秘本、当时"儿科罕见"的《邵氏秘书》，又增以聂九吾、喜泰顺，朱纯嘏等各家有关材料，"凡司痘疹者留心斯卷，用意讨寻，则保全寰宇婴孩性命，其功博矣"(《疡医大全·凡例》)。

该书体例即主要如此，论病时，一般先引前代医家确论，在此基础上，结合家传经验与临证心得，"续陈妄参末议，补前人所未载，续编简之未备"(《疡医大全·凡例》)。

值得称道的是，顾世澄取法众家之长，兼收并蓄，既体现对古代医家学术经验的继承，又博采同时代同道之临证精华。既重视前人的成果，不存门户之偏，又不妄自厚古薄今，誉己谤人。"每证除以前代古方载入，以为遵守规模；继入各家经验奇方，以备临时采择。"(《疡医大全·凡例》)

粗略统计，该书前后共引用了30余位著名医家有关疮疡理法方药的论述。又有书中及所引书中姓名不详之引用者更多。所引著作亦极多，比较主要的有《外科正宗》《外科启玄》《外科理例》《外科精义》《外科秘方》《外科全书》《外科心法》《外科秘录》《外科集验方》《冯氏锦囊秘录》《疡科证治准绳》《医宗说约》《辨证录》等。另有，胡公弼《无愧青囊》引用亦多，今则其书不详。至于所引之书又有他引之书，则不胜枚举。

（四）内治外治并重

有关内治法与外治法在中医外科的应用，成为今天评价外科“正宗派”与“全生派”区别的重要理论依据。事实上，顾世澄与外科“全生派”代表清代王维德年代最近，所遇到的外科临床问题也相类似。顾世澄有感于“近来疡科只仗膏丹，不习脉理，遇一大证，便令病家另延内科服药”，提出“殊不知专司方脉兼谙外证者少，每至内外两科彼此相左，当表散而反补，当内托而反清，当峻补而反泻，贻误非轻。兹编汇集脉法，俾司疡科者留心脉理。若能内外一手，则病者更受其益矣”（《疡医大全·凡例》）。实际上，顾世澄本身即内外兼修，对内科疾病的诊治极为谙熟。其所以立志编撰《疡医大全》，乃“因念张、刘、朱、李诸书，以及时贤立论著述，咸于内证阐发无遗，而外科亦间施治有方，终未能得窥全豹”，遂“不惮岁月，殚精竭神，搜括古今确论，都成一集，名曰《疡医大全》”（《疡医大全·汪序》）。痈疽的治疗离不开内治法。如其《疡医大全》所列举的痈疽兼现寒热、烦渴、秘结、泄泻诸证，如果不能别阴阳虚实，必致攻补失当。顾世澄在“凡例”中自诉共列举痈疽治法，如内消、敷围、针灸、熏洗、内托、砭石刀针、溃后托补、生肌敛口等三十八法，全面地体现了内治与外治并重的学术思想。

如《疡医大全·卷九·论九漏》篇中，顾世澄指出：“凡破漏之证，多因气血亏损，溃后先脓，后则清稀流水，久而不敛，遂成漏管。”故“必须内服补托，谨戒房劳，外用化管之药，内服退管丸丹化去内管，方能收功”。治疗疮疡漏管，先行内服补托，使气血充盛，邪毒得散。其针对漏管，指出外用药配合内服药，方能除之。

又如，杨梅疮重症的治疗，顾世澄在引用前代医家所述的基础上，结合自己的经验加以总结。指出“若淫女媾精，精化欲染者重，流于肝肾，先发下疳，次生鱼口，先从下部见之，渐至遍身，大而且硬，筋骨多疼，小水涩淋”者，“因其毒气内入骨髓，外达皮毛，若非汗下兼行，将何以洗濯其脏腑乎！若疮发已久，血气已虚，毒犹未退，宜解毒托散为主，总以医至筋骨俱已不痛，疮根淡白，内毒已散，方用点药。轻者半年，重者一载方可痊愈。若不遵此法，欲其速愈，妄用熏条、擦药、哈吸等法，往往致成后患者多矣”。（《疡医大全·卷三十四·诸疮部（上）》“杨梅疮门主论”）治疗时，解毒托散在前；若内毒已散，既用点药在后，共同奏功。

又如，治疗“三阴脚气”病，先列内治主方，并详细阐明各种用法。

三阴脚气病主方（《疡医大全·卷二十六·脚气部》）：薏苡仁（三钱），茯苓皮、防风（各一钱五分），羌活、泽泻（各一钱），防己、大腹皮（各五分），生姜（一片），水煎，早晚空心服。

相关各种治法（《疡医大全·卷二十六·脚气部》）：邪在三阴，误用重浊之药，则伤元气。上方轻清利导，为化湿清热之平剂。初起加干葛二钱，去腹皮；中则加木瓜一钱五分，去羌活；末则加车前、木瓜各一钱，去羌活、腹皮。血虚内热者，加木瓜一钱五分、牛膝一钱、丹皮五分，去薏仁、羌活、腹皮。气虚者，加人参、白术各一钱五分，去羌活、腹皮，服千里水。真阴不足，命门之火不归者，常服金匮肾气丸。阳虚者，加人参一钱，白术一钱五分，附子、肉桂各五分，去茯苓皮、腹皮、羌活、防风、防己，服和中益气丸。

而于其中“寒湿气腿疼不可忍者”，则记录了王侍柏医生的独特外治经验：

“于街上觅穿坏草鞋不拘只数，放尿桶内浸透晒干，又浸又晒，如此三次，将晒干草鞋置小盆内，将火引着，放净圆桶内，将腿足置桶上熏，再以棉被盖住腿足，待熏出黏汁，自觉轻爽，一二次即可愈。”（《疡医大全·卷二十六·脚气部》）

其内、外并重之特点，于此跃然于纸上。

（五）师古而不泥古

总体而言，《疡医大全》主要还是一部集成为主的著作，顾世澄编撰此书的目的，在于专心采辑，分类辑录诸家有关外科痈疽疮疡类的医论与治法。然作者绝非一概人云亦云，多有新的理论见解，不同于古人所论。如其所言，“首标历朝名医确论，续陈妄参末议，补前人所未载，续编简之未备”（《疡医大全·凡例》）。

如《疡医大全·卷十五》，有“舌缩不出门主论”论道：“岐天师曰：人舌缩入喉咙，不能语言者，乃寒气结于胸腹之故。”（《秘录》）顾世澄曰：“舌乃心苗，气虚与心脾积热，俱能令人舌短，不仅寒凝胸腹，当详辨之。”可见舌缩不仅有寒，亦有心脾积热所致。顾世澄所论，足以补《秘录》之未言。

顾世澄师古而有创新，最为典型的则是其关于“脚气”一病的认识。《疡医大全·卷二十六·脚气部》，首先引用了极为丰富的《内经》有关理论，继则对历代医家对“脚气”的认识进行汇总。但综观历代医家所论，其病因治法，均与顾世澄所面对的发生在康熙五十年（1711）以来的江南扬州府江都、甘泉、仪征三县的“脚气”病有所不同。因而，顾世澄提出，“江南扬州府江都、甘泉、仪征三县妇女脚气，始自康熙五十年间，从前并无此证”。其通过与古代有关理论的比较，提出此种“脚气”的特殊之处，并结合自己的理论认识和临证经验，专辟一论，详加阐述。

（六）强调临床实践

顾世澄承祖父、父亲之家学，精于外科临证，书中体现出强调临床实践之例，自是不胜枚举。如《疡医大全·卷六》有“论辨半阴半阳疮疡法”，顾世澄在引述《外科正宗》有关理论之后，提出“痈疽之候，纯阳固多，纯阴原少，惟半阳半阴之证最多，全在医者留心，不可忽略。盖阴阳兼半之证，若从辛温之剂内服外敷，则阴气潜消，转为阳证；若从清凉外敷，或用冷蜜蛋清调药涂敷，内投苦寒败毒之剂，则阳气冰伏，变为纯阴之证，吉凶反掌，医家病家均宜警省”。

又如，《疡医大全·卷六》，有“论阳疮毒似阴疮”，先引述前人观点。其曰：“经曰：诸痛痒疮疡，皆属心火。但亦有初起色紫赤而肿痛，脉沉细数而恶寒喜暖，非真寒也，乃火极似水，阳极生阴，亢则害，承乃制之理。或平时富贵，享用厚味，服金石等药致之，故阳极似阴，始热终寒之变，宜顺其时而内服疏托泻心等剂治之，则愈矣。”

继则，顾世澄假以自己的临证体会，论述到：“假寒者，火极似水也。凡疮疡初起，热甚失于汗解，以致阳邪亢极，郁伏于内，则邪自阳经传入阴分，故为身热发厥，神气昏沉，或是畏寒，状若阴证；凡真寒本畏寒；而假寒亦畏寒，此热深厥亦深，热极反兼寒化也。大抵此证，必声壮气粗，形强有力；或唇焦舌黑，口渴饮冷，小便赤涩，大便秘结，或因多饮药水，以致下利纯清水，而其中仍有燥粪及矢气极臭者，察其六脉，必皆沉滑有力，此阳证也。若杂证也，假寒者，亦或为畏寒，或为战栗，此以热极于内，而寒侵于外，则寒热之气，两不相投，因而寒栗，此皆寒在皮肤，热在骨髓，所谓恶寒非寒，则是热证。但察其内证，则或为喜冷，或为便结，或小水之热涩，或口臭而躁烦，察其脉必滑实有力，凡见此证，即当以凉膈、芩连之属，助其阴而清其火，使内热既除，则外寒自伏，所谓水流湿者，亦此义也。故凡身寒厥冷，其脉滑数，按之鼓击于指下者，此阳极似阴，即非寒也。”

而从以上所论，顾世澄对于外科疮疡真热假寒证的辨别，从病因、症状、脉象等，都作了更为全面、深刻的阐述，犹为切于临证。

（七）处方用药丰富

临证纵有再好的理论，处方用药则是疗效得以体现的直接要素。顾世澄对外科各病证方药的搜集，用力颇多。如其所言，“每证除以前代古方加载，以为遵守规模；继入各家经验奇方，以备临时采择”（《疡医大全·凡例》）。“自今古成方之外，又益以先祖宁华公、先父青岩公家藏经验诸方”，“况所备诸方悉俱，养正验邪，调卫和荣，虽云小道，利济非轻。”（《疡医大全·自序》）

古代外科疮疡病治疗方药，赖《疡医大全》而传世者，包括前代诸方、顾氏家传之方、当时诸同道之方，千百之数，实为该书对中医外科学的一大卓越贡献。

另外，顾世澄从自己的临床经验出发，对各类外科疾病的用方常设“主方”，使临床医生应用起来，更有选择之便。如《疡医大全·卷七》，有“痈疽肿疡门主方”，其中论及的“四妙汤”，即是“疡科首用捷法”。四妙汤（即神效托里散，出自《医宗说约》），顾世澄称“此疡科首用捷法，功效立奏，增减活法，医者临证酌用”。四妙汤组成：生黄芪（五钱）、大当归、金银花（各一两）、甘草节（二钱）。服法即“水煎，昼夜服尽，自可移深居浅，转重作轻。如已成，气血素亏，不能穿溃者，加白芷、皂针、山甲各二钱，一伏时自溃。如已溃后，即宜删去皂针、山甲，如初起焮痛，口渴加天花粉”。顾世澄曰：“此治痈疽、发背、肠痈之神方也。”顾世澄自称，自幼及今，数十年来，凡治一切痈疽，皆赖此方。遇大证金银花每加至六两、四两，黄芪加至两许，当归加至二两，甘草节加至三钱。但见疮色不起，脓水清稀，即加肉桂，转阴为阳，化毒成脓。如乳痈、乳吹，即加蒲公英一两立消，百发百中，万稳万当。

顾世澄治疗疮疡诸疾，以四妙汤加减者，也确有成例。如治疗“腮颔发”与“金腮疮”，初起，四妙汤主之，寒热加荆芥、防风、葛根、赤芍；已成，加白芷；将溃，加穿山甲、皂角刺；溃后，四妙汤加白芷排脓。二三剂脓尽，速于生肌收口，不得妄自追蚀提药，防其透膜。此症全赖补托，兼戒房事，切忌不致收口腮凹，亦可免形成鱼腮漏病，终年流脓淌水。

当然，顾世澄绝非一味地应用一方一药尽治诸病，而是把握辨证论治的原则，在疾病不同阶段，采用不同治法方药。如治疗耳痈一证，初起俱用栀子清肝汤、加味逍遥散；如内脓已成，则用四妙汤去黄芪加白芷、丹皮；已溃出脓者，用八珍汤去川芎加银花；脓尽，换用地黄汤加麦冬、牛膝自愈。外治内已有脓，用红升丹少少提之。

（八）精于制法用法

作为临床医生，遣方用药之外，药物的制法用法，对于临床疗效，都有直接的影响，故不可不重视。这方面，《疡医大全》为医家作了很好的示范。书中对于方药的制法用法等，记录颇详，使临床更有规矩可循。如《疡医大全·卷九》，有“痈疽已成门主方”，以其中几首方剂及其制法用法为例，读者自明。

瓜蒌托里汤（《外科正宗》），跌扑伤损肿痛，积久欲溃；或气血郁结，痰停血壅，致成疮疡；未成即消，已成自溃，生肌解毒。组成：瓜蒌（一个），金银花（一两），苏木（五钱），乳香（去油），甘草节、没药（去油各二钱）。服法：作一剂，酒煎，分三服，一日服尽。渣焙为末，酒糊丸弹子大，当归酒化下。

回阳三建汤（《外科正宗》），主治阴疽、发背，初起不痛、不肿、不热、不红，硬若牛皮，坚如顽石，十日外脉细身凉，肢体倦怠，皮如鳖甲，色似土朱，粟顶多生孔，孔流血，根脚平散，软陷无脓，又皮不作腐，手热足凉者，俱急服之。组成：人参、熟附子、川芎、白茯苓、当归、枸杞子、陈皮、山萸肉、黄芪（各一钱），广木香、紫草、茅苍术、独活、鲜红花、厚朴、炙甘草（各五分）。服法：煨姜三片，皂角树根上白皮二钱，水二碗，煎八分，入酒一杯，随病上下，食前后服之；用绵帛盖暖疮上，预先不得大开疮孔走泄元气为要。顾世澄按曰：“背疮属阴者，皆由脏腑先坏，而内毒不得发越于外也。当急救之，迟则无济矣。”

牛胶饮（《外科正宗》），主治截险处痈疽恶疮，使毒不攻于内，不传恶证。煎制与服法：上好牛皮胶四两，用酒一碗，纳胶重汤炖，搅匀倾出，更浸酒随意饮尽出汗，若善饮者以醉为度，此法活人甚多。

远志酒（韩大夫家方），此方救人极众。一切痈疽发背恶毒，有死血阴毒在中则不痛，用之内服外敷则痛。有忧怒等气积而内攻，则痛不可近，用之内服外敷则不痛。或蕴热在内，壮热手不可近，用之内服外敷即清凉。或气虚血冷，溃而不敛，七情内郁，不问虚实并效。制法与服法：远志米泔浸洗去心，磨细蜜贮，每用酒一盏，调药三钱，迟顷澄清饮之，以渣敷病处。

琥珀蜡矾丸（《外科正宗》），于痈疽已成未溃之际，恐毒气不能外出而内攻，可预服此丸，护心护膜，散血解毒。组成：生明矾（一两二钱），雄黄、朱砂（各一钱二分），琥珀（一钱同灯草另研极细）。制法与服法：研细用黄蜡一两，蜂蜜二钱，铜勺内熔化，离火片时，候蜡四边稍凝时，方入上药搅匀，共成一块；用时将药火上微烘，众手急圆小寒豆大，以朱砂为衣，瓷罐收贮；每服二三十丸，白汤食后送下；病甚者早晚日进二次，其功最效。有用黄蜡二两，明矾一两为丸，亦名蜡矾丸，丸如桐子大，每服五七十丸，食前酒下，未破即消，已破即合。有种遍身生疮，状如蛇头，服之立效。心为君主之官，不易受邪，凡痈疽及蛇犬所伤，毒上攻心，则命立倾，此药能防毒气内攻，解毒定痛。

秘授蜡矾丸（淮安杨秘），有定痛生肌、化脓厚膜、解毒去秽之功。组成：黄蜡、白矾（各胡桃大一块研），银朱（一钱），蛇蜕（一条，阴阳瓦焙研）。制法与服法：先将蜡熔化，入蜂蜜少许，再下生矾、蛇蜕、银朱研末搅匀，将铜勺放滚水内，急手丸如桐子大。如遇患者，先令洗浴，饮热酒数杯，初服二十一丸尽量饮醉，盖被取汗。初起即消，已成疼痛不可忍者，服之可止一半，已溃服之，必出稠厚黄脓，看人虚实与服，头一日服二十一丸，第二日只服十九丸，逐日递减两丸，服至一丸为止，奇效如神。

透脓散，诸痈疽疮及贴骨痈，不破者不必用刀针，以此服之，不移时其脓自透，屡验。组成：蛾口茧子（一枚，烧存性研末），酒调服，只用一枚，不可多用，如误用二三枚，即出两三个头，慎之。

透脓法，黄蜡熔化，乘热捻如大麦样，两头俱要尖，用酒或白汤吞服一粒，其头自破。

至验金针散（《外科启玄》），主治痈疽疮肿，已破未破，用之直达溃所。组成与制法：春月取皂角针不拘多少，半青半黑的灰火内炮干为末；看疮上下，分食前后服之；每服二三钱，好酒调服，取汗为度。如疮在头顶者用树梢上的，如背痈取树身上向阳处的，如便毒、悬痈取树芽内的。此取象之义，即有所归附焉。

护心丹（《外科正宗》），患井疽宜多用，他证亦宜。组成与制法：绿豆粉（二两）、乳香（去油一两）、炙甘草（五钱）、辰砂（水飞二钱）。服法：乳细白汤调服三钱。（明・蒋示吉《医宗说约》照本方加远志肉、甘草水泡，炒为末一两五钱，亦名护心丹。）

护心丹（李嗣立），凡痈疽三日内宜连进十服，方不变证，使毒气外出。稍迟内攻，渐生呕吐或鼻生疮菌，不食则危矣，五日后亦宜用。组成：真绿豆粉（一两）、乳香（去油，灯心灰同研，五钱）。服法：用生甘草浓煎汤调下一钱，时时呷之。若毒气冲心，有呕吐之证者，大宜服此。顾世澄按曰："绿豆之性，可能消肿解毒，乳香消诸痈肿毒，服之一二次，生满疮孔中，真圣药也。"

以上可见，顾世澄所搜诸方，大多制法用法记录极详，对临床有重要的指导意义。

《疡医大全・卷六》专设煎药法：凡煎药必须择亲信诚谨老实之人，洗净新药罐，用新汲甜水为上，慢火煎熬，纱绢滤渣，取清汁服之。不可近灯火之下吃药，过口之物，酸味过口，则药味甘甜，甜物过口，则药味转苦。又不宜服冷药，脾喜热，冷则不能运行。患在上，不厌频而少，少服则滋荣于上；患在下，不厌顿而多，多服则峻补于下。病在头面、颈项、臂膊者，先食而后药；病在胸膈、心下、肚腹、膀膝者，先药而后食；病在四肢者，阳中之阳，须服药于旦；病在骨髓，阴中之阴，须服药于夜。

又如，《疡医大全・卷八》，有“论疮疡忌围寒凉之药”。顾世澄曰：“澄曰：冬月不拘葱汁、黄蜜、酒醋、敷药，必须隔汤炖热，然后敷围，不可冷敷。若冷敷，俟肌肉温暖，一时何能，且冰伏毒气内攻之害，不可草率误事。”

顾世澄对于药物制法、服法的重视，由上可见一斑。

（九）注重调护禁忌

由于疾病本身的特殊性，外科疾病的调护禁忌，相对更为重要。一则因其病发于外，故调护更为紧要；一则其发病本身即与饮食情志等密切相关，故禁忌尤其严格。例如：

《疡医大全・卷六》，专设“论杂忌须知”。其中所论要点如下：

其一，凡病时，忌怒，忌疑虑，忌身体不洁人来看；忌鱼、羊、鹅肉、烧酒、面食、生冷瓜果、腌腊等物；疮口敛百日后，不作渴者，方可入房。

其二，凡一切痈疽疮肿毒证，将欲好之时，如往有丧人家吊孝，并拜望等项，其疮肿即复发，切忌，切忌。

其三，凡痈疽大证，虽有姬妾，不得艳装相见。每见痈疽溃后，大肉已生，姬妾往来，虽无交接之事，而欲念一动，精已离宫，每致虚陷喘急而亡者数人。病者当惜生命，不可不为拒绝也。

又如，《疡医大全・卷六》，有“论疮疡类破伤风”。顾世澄曰：“男妇小儿，但是额、颅、眉、囟、耳、项，无论是疮是疖，溃后俱要用膏封贴，不可经风露。若不慎，头面必发肿。”

（十）治疗因人制宜

顾世澄因人制宜的治疗思想，尤其是对妇科、儿科疮疡病特点的分析，在《疡医大全》中多有体现。例如：

《疡医大全·卷六》，有“论婴孩疮疡”。顾世澄指出：婴孩之辈，乃气血未充，筋骨未坚，脾胃尚脆，凡有痈疽，多是胎毒；或母不慎调护，致令血气壅滞，多生疮肿；只宜内托内疏汤剂，和缓之药，不可用大猛峻之剂，有伤胃气。外有无辜疳毒，不同大人治法，只宜消疳大补之剂即安。还指出，婴孩皮肉娇嫩，不可轻用白降丹，不但疼痛难经，且易焮肿吓人。又，小儿疮毒，切勿妄用水银、轻粉、硫黄，收敛毒气，每致杀人。

《疡医大全·卷六》，有“论痘后疮疡”。顾世澄指出，有小儿痘已出尽，胎毒已化，复生疮疽疔毒，是因胎毒虽化，气血已亏，皆由失于调护，致令阴阳壅塞经络，营气不从，逆于肉里，乃生痈肿疔毒，变生异证。故痘后当慎调护。还指出，每见小儿痘后，月余忽发痈疽，咸谓痘浆不足，余毒为害；殊不知痘后气血未复，脾胃失调所致。若妄用败毒清凉之品，内服外敷，则鲜有不危者。必须培补气血，扶脾内托，可消自消，即溃亦易于敛口。

《疡医大全·卷六》，有“论妊娠疮疡”。顾世澄指出，大凡妇人有孕，忽生疮疽疔毒，始发当已溃未溃之时，须知双身而用药，不同于常人。如砒霜、硇石、巴豆、麝香之类，有犯于胎禁，以及硝黄大下之药，不可混用。只宜调气养血，安胎托里之剂，可保无虞。此乃攸关生死之大要，不可不知。还指出，凡看妇人疮疡，须先问明月信。如已怀孕，不得妄用皂针、山甲、桃仁、红花、冰麝、大黄、巴霜等味，冀其消散。设经水适至，亦不得大发其汗。

《疡医大全·卷六》，有“论产后疮疡”。顾世澄指出：大凡妇人生产之后，气血大亏之际，而感受七情六淫，致令营卫不行，逆于肉里，乃生痈肿。因元气不足，不可轻投攻下峻剂，只宜大补气血；托里八珍汤丸内，少加温暖药，使营卫通行，毒气消散，无不安矣。不然则反致虚损，疮亦败坏，溃而不敛，多致不救。如新产半月左右，忽发痈肿于四肢胸腹者，是败血不尽，流滞经络；或气血虚弱，营气不从，逆于肉里所致。如败血瘀滞者，则焮肿赤痛，而脉弦洪有力，当补血行血之中，佐以导瘀疏气为主。如气血虚弱，营涩卫逆者，则平塌散漫，而脉虚微无力，当大补气血为主。如十全八珍之属，以固本元，扶胃气，气壮血和，其毒自解。若以毒治，而用清凉解毒，势必不脓不溃，而变成坏证。

《疡医大全·卷六》，有“论师尼孀妇处女疮疡治法不同”。顾世澄指出：此等人虽无房室，常有忧思之苦，欲心蒙而不遂，有失交欢，气血欠和，阴阳乖戾，凡有疮疡治法亦异。虽内托补中，必须调经舒郁安神之药，随证治之为当。还指出，此等人所患痈疽、瘰疬、失营、乳痞、阴蜃等证，生于厥阴、少阳部位者居多；皆缘抑郁不舒，所求不遂，群火沸腾，真阴销烁；施治之法，专主养血舒郁宁神，兼用托里排脓之品，庶可保无变证。更有愆期处女，郁结于中而成疮疡者，又当劝其父兄，早为完配，俾天地和而雨泽降，夫妇和而家道成。毕姻之后，未溃者每多消散；久不敛者，亦易于收功。

由上可见，顾世澄治疗小儿疮疡，因小儿皮肤娇嫩，少用腐蚀性较强的外用药物；治疗小儿痘疹，强调痘后培补气血，扶脾内托；治疗妇科疮疡，强调胎、产及情志因素在治疗中的宜忌。

顾世澄

临证经验

一、疮疡病

本书名曰《疡医大全》，“疡医”之名，由来已久，早在先秦之际即已出现。如《周礼·天官》：“疡医掌肿疡、溃疡之祝药劀杀之剂。凡疗疡，以五毒攻之，以五气养之，以五药疗之，以五味节之。凡药以酸养骨，以辛养筋，以咸养脉，以苦养气，以甘养肉，以滑养窍。凡有疡者，受其药焉。”《周礼》中更将“疡医”与“疾医”并列提出，已初步具有内、外分科的思想。历代中医外科所包含的范围不尽一致，然而疮疡始终是中医外科的核心病种。广义的“疡科”更是中医外科的代称。如《外科精要·序》：“外科，盖指疮疡门言也。上古无外科专名，实昉于季世，后人遂分内外为二科。”《疡医大全》，是就广义中医外科而论。

今中医外科学疮疡类疾病，主要指发于体表的化脓性疾病，据其致病特点，又分为痈、疽、疔、疖，以及丹毒、流注、瘰疬、流痰等。本章从今天的临床视角出发，将全书中归入今之“疮疡”病范畴者，进行全面审视。其中，顾世澄仅归纳前人经验者，虽然其取舍编排，也能体现作者一定的临证思路，但毕竟未明于笔下，后人归纳，难免臆测。故本部分主要对顾世澄本人有理论见解和临证经验之处，结合临床进行提炼总结和分析阐释。

（一）总体认识

在《疡医大全》中，并未见到顾世澄对痈疽疮疡病因病机、辨证施治总体规律的全面论述，主要还是引述古人所言。不过，此书既称“大全”，在引述前贤学说与经验方面，确实较为全面、翔实，便于医者学习、把握。作为一个临床家，顾世澄在重视基础理论的同时，更关注与临床密切相关的诊疗理论。诚如顾世澄在自序中所言，“俾患者咸知疡必有名，医必有法，按图施治，经络分明。初起期其必消，已成必其易溃，已溃速其易敛，使人间无破漏之危，更可免酿痈之患。况所备诸方悉俱，养正验邪，调卫和荣，虽云小道，利济非轻”。基于这样的思想，书中在卷三、卷四集中阐述“内景图说”，图文并茂，详解脏腑、经络，使学者一目了然；而对疮疡痈疽病的有关医论，则多择与临床密切相关者。书中对疮疡辨证、治法、用药、调护等各种具体问题，在引述前人之说基础上，间夹己见，分别进行了论述。

因顾世澄本人在书中未总结阐述其临床辨治特点，故笔者谨从全书结构、选材、内容几方面就此加以分析。笔者认为，顾世澄临证辨治疮疡，主要有以下几方面的特点。

1. 重视病机症状

《疡医大全·卷六》，集中阐述了某些比较重要的疮疡病临床诊疗思想。如分别讨论了纯阳疮疡、纯阴疮疡、半阴半阳疮疡的辨证要点；又临证每多病情错杂，故又有阳疮毒似阴疮与阴疮毒似阳疮的辨别。另外，顾世澄又对疮疡虚实、疮疡五善七恶救援法，疮疡发热恶寒烦躁头痛、疮疡痛痒麻木、疮疡作渴、疮疡欲呕作呕呃逆、疮疡喘急、疮疡大便秘结、疮疡无寐肉筋惕、疮疡出血、疮疡类破伤风、疮疡散走流注、疮疡挛急牵阴入腹、疮疡目斜视上、疮疡发痉、疮疡四肢逆冷、疮疡胸痞、疮疡阳气脱陷、疮疡僵肉、疮疡疮口黑晕疮内无血色、疮疡疮毒入内罨、疮疡面赤等各类疮疡伴见的临床症状等，分别加以阐述。

2. 疮疡分期论治

顾世澄非常重视疮疡病初起、成脓、溃后辨治规律的不同。前已提及，顾世澄指出，疮疡病的治疗，初起宜用消法，成脓则宜排毒化脓，溃后宜敛疮生肌，可谓抓住了疮疡病变三个主要阶段治法之精髓。既然疮疡病以未成脓、成脓、脓溃为分期要点，则辨脓为外科疮疡辨证极为重要的内容。《疡医大全》论及“辨脓法”“开口除脓法”“吸脓法”“脓熟不宜开迟”，对疮疡病围绕脓的辨证与治法进行归纳。另外，该书分别归纳了疮疡病初起、成脓、溃后的用方。

3. 治法内外并重

《疡医大全·卷八》，对外科各类外治法，分门别类，依次阐述。有神灯照法、艾灸法、针烙法、刀针砭石法、敷药法、围法、渍法、熏消法等。另外，在全书各类病证的治法中，每见顾世澄独到的外治法经验。这部分内容，在后面论及具体病证时专门总结。当然，内治法是疮疡病治疗的基础，顾世澄对每个病证，往往分列“主方”“又方”，并分别对疮疡病各期消、托、补的内治规律进行阐述。

4. 强调用药经验

作为临床医生，除却辨证、治疗思想，临床用药包括煎药经验，也非常重要。《疡医大全》中，分别对疮疡轻症用重剂、疮疡寒热逆从用药、疮疡用汗下药、疮疡用附子、疮疡用香散药、疮疡用止痛药、疮疡轻投十宣散等剂、疮疡未溃不宜概用败毒之药、煎药必得其法等，进行了细致的归纳。

5. 擅于杂合以治

顾世澄作为一个临床家，诊治的患者来自四面八方，人分男女老幼，因此非常重视临床因人制宜。对于古书中各家专主一说，治病有专主辛温者，有专主寒凉者，有专主攻伐者，有纯用补益者，又各成一家的现象，顾世澄指出其原因在于各地风土不齐，气候各异，病亦有别；首先必须博览群书，才能体会各家著书义旨，广其应用；临病又务须体察天时人事、五方风土，温凉攻补，随证而施，方能治无不当。另外，又分别就肥人、瘦人、婴儿、妇女妊娠产后，以及师尼、孀妇、处女等不同人群罹患疮疡病的诊治要点进行区别。指出除一般的疮疡治法缓急、疮疡补泻、疮疡当舍脉从证等辨证大法，从临床实践出发，杂忌等护理要点，医者宜避疮毒侵袭、藏揩脓水秽纸法等保护措施，也不容忽视。

（二）辨证经验

1. 辨疮疡阴阳

阴阳是八纲辨证的总纲。一般而言，在辨清疾病的表、里、寒、热、虚、实之后，即可判明是阴证或阳证，或半阴半阳证。但外科在辨别阴阳属性上还有自己的特点：即根据疾病的发生、发展、症状和转归等各方面的相对性，可直接辨认其为阳证或阴证。《疡医大全·卷六·论阴阳法》则更加强调："凡诊视痈疽，施治必须先审阴阳，乃医道之纲领，阴阳无谬，治焉有差。医道虽繁，而可以一言蔽之者，曰阴阳而已。"指出阴阳在外科疾病辨证方面的重要性。所以，阴阳不仅是八纲辨证的总纲，也是其他一切外科疾病辨证的总纲。

顾世澄还根据自己的临证经验，提出痈疽之候，纯阳固多，纯阴则少，而以半阳半阴之证最多，医者须留心于此，不可忽略。还指出阴阳兼半之证，若从辛温之剂内服外敷，则阴气潜消，转为阳证；若从清凉外敷，或用冷蜜蛋清调药涂敷，内投苦寒败毒之剂，则阳气冰伏，变为纯阴之证。吉凶转换极易，医家病家均不容有片刻差迟。

对于具体的辨阴阳方法，顾世澄提出一些阳热疮毒，反似阴疮；但亦有初起色紫赤而肿痛，脉沉细数而恶寒喜暖，并非真寒，而是火极似水，阳极生阴；究其原因，在于亢则害，承乃制之理。或平时富贵之人，享用厚味，服金石等药致之，故阳极似阴，始热终寒之变，宜顺其时而内服疏散外托、清泻心火等剂治之。

顾世澄详细分析了阳热疮毒出现假寒之象的机理及辨证要点。指出假寒即火极似水，凡疮疡初起，热甚失于汗解，以致阳邪亢极，郁伏于内，则邪自阳经传入阴分，故发身热发厥，神气昏沉，或者畏寒，状若阴证；凡真寒本畏寒，而假寒亦畏寒，此即热深厥亦深，热极反兼寒化；大抵此类证候，必声壮气粗，形强有力；或唇焦舌黑，口渴饮冷，小便赤涩，大便秘结；或因多饮药水，以致下利纯清水，而其中仍有燥粪及矢气极臭者，察其六脉，必皆沉滑有力，此乃阳证。若杂证假寒者，亦或为畏寒，或为战栗，此以热极于内，而寒侵于外，则寒热之气，两不相投，因而寒栗，此皆寒在皮肤，热在骨髓，所谓恶寒非寒，则是热证。但察其内证，则或为喜冷，或为便结，或小便热而涩，或口臭而躁烦，察其脉必滑实有力。凡见此证，即当以凉膈、芩连之属，助其阴而清其火，使内热既除，则外寒自伏，所谓水流湿者，亦即此义。故凡身寒厥冷，其脉滑数，按之鼓击于指下者，是阳极似阴，并非寒证。

2. 辨脓

脓是外科疾病中常见的病理产物，因皮肉之间热胜肉腐蒸酿而成。疮疡早期不能消散，中期必化腐成脓。疮疡出脓是正气载毒外出的现象，所以在诊察局部时辨脓之有无是关键所在。及时而正确地辨别脓之有无、脓肿部位深浅，然后才能进行适当的处理；依据脓液性质、色泽、气味等变化，有助于正确判断疾病的预后顺逆，这是外科疾病发展与转归的重要环节。

顾世澄结合自己的临证经验，对外科辨脓的要点归纳如下：凡肿疡按之软陷，随手起者，为有脓；按之坚硬，虽按之有凹，不即随手起者，为脓尚未成，不可轻易决破。凡重按乃痛者病深，轻按即痛者病浅。按之处陷不复者无脓，按之处陷而即复者有脓。以手按上下，不热者无脓，热者有脓。凡觉有脓，急当破之；无脓但气肿，若有血，慎之，不可针破其肿。用各种拔毒之药敷散，四围坚，中间软者，为有脓；一边软，亦可有脓。都坚硬者，为恶核，或有气；都软者，为有血或血瘤。故临证辨脓当以审坚硬、虚实为要。

3. 论疮疡四肢逆冷

四肢逆冷，乃胃气虚寒之象，属中医厥证。然厥有寒、热之分。这本是中医内科辨证要点，然在疮疡，亦可辨其病情。顾世澄结合外科疮疡特点，提出了临证寒厥、热厥的辨证要点。寒厥，四肢逆冷，过于肘膝，指甲青，脉沉细无力，有寒证见于外。若为热极而厥者，火极似水，虽厥而指甲尚温，不似寒厥过乎肘膝，脉来沉实，大而有力。又，寒厥疮疡必灰白下陷，热厥疮疡必紫暗干枯。

4. 论疮疡痛痒麻木

痛、痒、麻木，是疮疡类疾病主要的临床症状。这些症状不仅是疾病、证候特点的重要提示，同时临床改善这些症状，也是治疗的关键。

痛是气血凝滞，阻塞不通的反映。通则不痛，不通则痛。痛为疾病的征兆，也是疮疡最常见的自觉症状；而疼痛增剧与减轻，又常为病势进展与消退的标志。由于患者邪正盛衰与痛的原因不一，以及发病部位的深浅不同，而疼痛的发作情况也有所不同。因此，欲了解和掌握疼痛的情况，还应从引起疼痛的原因、发作情况、疼痛性质等几方面进行辨证，必要时痛、肿合辨。

痒是皮肤病主要的自觉症状，且多有不同程度的局部表现，如皮肤脱屑、潮红、丘疹、水疱、风团块等；在疮疡的肿疡、溃疡阶段也时有发生。中医认为“热微则痒”，即痒是因风、湿、热、虫之邪客于皮肤肌表，引起皮肉间气血不和，郁而生微热所致；或由于血虚风燥，气血不和，皮肤失于濡养，内生虚热而发。由于发生痒的原因不一，以及病变的发展过程不同，故痒的临床表现也各异。

麻木是由于气血失调或毒邪炽盛，以致经脉阻塞，气血不达而成。由于麻木的致病原因不同，其临床表现也有差别。如疔疮、有头疽，患部坚肿色褐，麻木不知痛痒，伴有较重的全身症状，为毒邪炽盛，壅塞脉道，气血不运，常易导致走黄和内陷；如麻风病，患部皮肤增厚，麻木不仁，不知痛痒，为气血失和；脱疽早期，患肢麻木而冷痛，为气血不畅，脉络阻塞，四末失养所致。

总体而言，顾世澄根据《素问·至真要大论》中“诸痛痒疮，皆属于心”的病机理论，从心火立论辨治疮疡之痛痒麻木诸症。

火能消烁万物，凡人之肌肤被火热所灼，则发为疮疡。之所以有痛、痒之别，在于“近火则痛，微远则痒”。或有痒痛如针尖轻刺，则犹如飞迸火星灼之使然。疮疡之上，若炙之以火，渍之以汤，而痒转甚，则是微热助之使然。有因而不痒者，是热令皮肤舒缓，腠理开通，阳气得泄，因热气易散，故不痒。有痒用冷水沃之，临时少退，良久复大痒者，乃寒主收敛，阳气郁结，不得散越，沸热内作，故复痒转甚。

又有疮疡麻木而不知痛痒者，是气虚而不运，又兼疮毒壅塞，经络不通，致令麻木，痛痒难知，亦分轻重。麻者，木之轻；木者，麻之重。即如人坐久，腿膝木而不知有无，少顷舒伸，良久复疏，则麻乃壅之少，气通血复行之意。大抵疮疡未溃之时，有麻木者，为毒邪壅塞之实证有轻重之分。已溃之后，有麻木者，乃肌肉腐烂，血气已亏，是虚证有轻重之别。

顾世澄并将痈疽疼痛分为有五种：初起者，气凝血聚，宜活血行气。已成跳痛者，肉腐作脓，宜内托排脓。将溃误敷凉药痛者，宜用芳香之药；已溃脓出反痛者，为虚，宜补气血；溃后秽气所触而痛者，宜用乳香、没药等散瘀止痛，其痛自止。

5. 验透膜法

古人提出凡背疽大溃，欲验穿透内膜与否，不可用皂角散嚏法，而应以纸封患处，令病者用意呼吸，如纸不动者，为未穿膜。如果用取嚏法鼓动内膜，则反致穿透，务必谨慎。顾世澄根据自己的临证经验，提出背疽溃烂，但以草纸捻蘸麻油，以火点着，向疮照之，如灯光向外鼓动者，为里膜已破，可资临证参考。

6. 疮疽锁口

顾世澄提出：凡患疮毒，溃后不慎房欲，以致疮口渐高，坚硬不敛，为疮疽，名锁口。又有误食瓜子、鸡蛋，亦能锁口。须用银针轻手四围挑断，以木耳焙研极细，麻油调搽即消。疮毒溃后已久，风热湿毒感受，亦能锁口。

（三）治法用药

1. 疮疡主方四妙汤

顾世澄临证治疗疮疡，擅用四妙汤。其曰："澄自幼及今，数十年来，凡治一切痈疽，皆赖此方。遇大证金银花每加至六两、四两，黄芪加至两许，当归加至二两，甘草节加至三钱。但见疮色不起，脓水清稀，即加肉桂转阴为阳，化毒成脓。如乳痈、乳吹，即加蒲公英一两立消，百发百中，万稳万当。"（《疡医大全·卷七》）认为该方乃疡科首用捷法，功效立奏，增减活法，医者临证酌用。

四妙汤组成及随证加减如下：生黄芪五钱，大当归、金银花各一两，甘草节二钱。水煎，昼夜服尽，自可移深居浅，转重作轻。如已成，气血素亏，不能穿溃者，加白芷、皂针、山甲各二钱，一昼夜自溃。如已溃后，即宜删去皂针、山甲，如初起焮痛、口渴，加天花粉。

2. 保安万灵丹应用及禁忌

保安万灵丹，是陈实功《外科正宗》治疗疮疡的方剂，用以治疗痈疽疔毒、对口发背、发颐、湿痰流注、附骨阴疽、鹤膝风证、左瘫右痪、口眼㖞斜、半身不遂、遍身走痛、步履艰难、偏坠疝气、偏正头风头痛、破伤风、牙关紧闭等。

药物组成及用法：茅苍术半斤，全蝎、何首乌、川乌（泡去皮尖）、荆芥穗、草乌（泡去皮尖）、炙甘草、川芎、钗石斛、羌活、明天麻、麻黄、北细辛、防风、全当归各一两，明雄黄六钱。上为细末，炼蜜丸弹子大，每药一两，分作四丸，一两作九丸，一两作六丸，三样做下，以备年岁老壮，病势缓急取用，预用朱砂六钱，乳细为衣，瓷罐收贮。顾世澄临证亦擅用此方，并称陈实功用以发散疮毒，其功甚捷。详观此方，可谓治肿疡之神丹。然此方固为发散肿疡之神丹，但其药性猛烈，只宜于强壮藜藿之人。凡无憎寒壮热及平日表虚气弱，素多痰火，并有孕、临经女子，均宜禁服。

临床运用：如恶疮初起二三日之间，或痈疽已成至十日前后，但未出脓者，状若伤寒，头痛烦渴，拘急恶寒，肢体疼痛，恶心呕吐，四肢沉重，恍惚闷乱，坐卧不宁，皮肤壮热，宜用本方。本方除用治疮疡外，又治伤寒，四时感冒，传变瘟疫，但恶寒身热，表证未尽者，俱宜用之。用连须葱白九根煎汤一茶盅，将药一丸，乘热化开，通口服尽，被盖出汗为效。如服后汗迟，再用葱白汤催之，后必汗如淋洗，渐渐褪下覆盖衣物，其汗自收自敛，患者自然爽快，其病如失。但病未成时，随即消去，已成者，随即高肿。如溃脓诸疾，无表证相兼，不必发散者，只用热酒化服。

3. 疮疡寒凉之忌

顾世澄提出，肿疡初起，为痈疽恶毒，始发壅肿，七日之内未成脓者，称为肿疡。施治宜早，可内消十之六七，纵然不能全消，也可移深居浅，转重就轻。但不可骤用寒凉敷药，冰凝肌肉，更轻投苦寒丸剂，凝滞气血，遏郁毒气，便难消散。若已八九日，内脓已成，则不宜再用消法。若勉强消之，不但不能消散，反致气血受亏，根脚散漫，内脓不能外泄，脓汁清稀，故消肿疡之法贵乎早用。

外科疾病除从整体上进行辨证施治外，还要依据其发生发展过程，辨其初起、成脓、溃后的不同分期，采用相应治法。一般而言，初起之病机为邪毒蕴结、经络阻塞、气血凝滞；成脓期之病机为瘀久化热，腐肉成脓；溃后之病机则为脓毒外泄、正气耗损。其中，初起阶段适用消法。消法是运用不同的治疗方法和方药，使初起的肿疡得到消散，不使邪毒结聚成脓，是一切肿疡初起的治法总则。此法适用于尚未成脓的初期肿疡和非化脓性肿块性疾病，以及各种皮肤疾病。按此施治，则未成脓者可以内消，即使不能消散，也可移深居浅，转重为轻。若疮形已成，则不可用内消之法，以免毒散不收，气血受损；或脓毒内蓄，侵蚀好肉，甚至腐烂筋骨，反使溃后难敛，不易速愈。而如果在初起阶段即妄用寒凉外敷之药，则易致气血，毒气郁遏，不能消散，是为消法所忌。

除肿疡初起阶段忌冷敷之外，顾世澄结合临证实践，提出阴性疮疡病忌围寒凉药，一般外敷之药，亦忌冷敷，实为经验之谈。冬月不拘葱汁、黄蜜、酒醋、敷药，必须隔汤炖热，然后敷围，不可冷敷。若冷敷，则冰伏毒气反而内攻为害，不可草率误事。《灵枢·脉度》云："五脏不和则七窍不通，六腑不和则留为痈。"《素问·阴阳应象大论》云："气伤痛，形伤肿。"（《疡医大全·卷八·论疮疡忌围寒凉之药》作"形伤痛，气伤肿"。）此则可致脏腑不和，疮发于外。然疮疡首须辨阴阳，如为阴证，则犹忌外敷寒凉之药。敷贴之剂，若不辨其阴证阳证之所由分，而妄敷寒凉之剂，则腠理闭塞，凝滞气血，毒反内攻。况且气机得寒而不健，瘀血得寒而不散，瘀肉得寒而不溃，新肉得寒而不生，故应审慎。

4. 疮疡用香散药宜忌

《疡医大全·卷六》之"论疮疡用香散药"对于疮疡病用辛香发散药的宜忌进行了阐述。顾世澄提出，气血闻香则行，闻臭则逆；疮疡多因营气不从，逆于肉理，郁聚为脓，得香散药则气流行，故当多服；疮本腥秽，又闻臭触发则愈甚，致毒气入胃。不仅药物，如饮食调令香美，则益脾土，养真元，有益病情。指出疮疡溃后，生肌药中务须少加冰片、麝香，因冰、麝香窜，多用则走泄真气，反令疮口难敛；疮疡溃后，忌房内焚烧安息香、沉香，烧则疮口燥痒；忌佩香囊、离宫锭（《医宗金鉴》：血竭三钱，朱砂二钱，胆矾三钱，京墨一两，蟾酥三钱，麝香一钱五分。上为末，凉水调成锭）等物，不仅耗散真气，且恐引动相火，致遗泄之病。尽管如此，顾世澄根据自己的临证经验提出，脾喜馨香，药品香燥，固能行气散郁；若真阴不足，虚火上炎，素多痰火之人，又所当禁。由此可见临证因人施治的重要性。

5. 溃后防生胬肉

《疡医大全·卷九》在“论生胬肉”中，指出疮疡溃后，尤应注重将息护养。如恼怒伤肝，肝气盛则克脾，脾主肉，脾伤则疮口胀出，名曰胬肉。胬肉长满，不能自消；若不能去，虽疮愈后，肉高硬积，久亦痒痛。古人概括了溃后易生胬肉的5种情形：一曰着水；二曰着风；三曰着怒；四乃庸俗医生以手挤脓核时，用力太重；五乃妄用凉药。顾世澄提出，疮疡溃后，患者如误食生姜、香蕈、菌子及违犯房事之戒，均易造成良肉胬出。有肩脊生胬者，乃挑轻负重挣出；肘腕手指生胬者，必是拿甚重物所致；足跟、足指生胬者，必是奔走跳动而致。顾世澄提出防治胬肉的经验，凡视疮毒出脓后，肩脊上膏外加以厚纸或铅片压住，肘、腕、手、足、跟、指等处，膏外须用厚纸或茧壳衬护，薄绢系好，则可免良肉胬出，且易收功。

6. 绷缚背疮法

《疡医大全·卷九》在“绷缚背疮法”中，介绍了背疮外用绷缚配合膏药治疗的方法。顾世澄根据自己的经验，论述了绷缚背疮法：凡发背溃后，口小内大，大脓已泄，内肉不合；宜用铅片如镜，中凿一眼如钱状，四边锥眼，以针穿缝绵布铺上；夏月则用两层布铺，褋上六面钉阔绢带六条，先将膏药盖好，加以新棉，将铅片铺合疮上；先将左右二带系紧胸前，再将左上角带与右下角带，由左肩向右胁下斜系；右上角带与左下角带，由右肩向左胁下斜系，则两层新肉合成一块矣。倘左半边虚处多，右半边实处多，可将膏外衬棉，左半边垫厚些，右半边衬薄些。如右半边虚处多，亦照此法。在看疮取脓揩洗时，留心察其虚实自明。

7. 疮疡溃后谨防破伤风

古人认为，破伤风是由于痈疽溃后，筋糜肉烂，脓血大泄，阳随阴散所形成。顾世澄结合自己的临证经验，在《疡医大全·卷三十六·破伤风门主论》中，对破伤风的预防和治疗提出了一些具体的防治方法。如无论男、女、小儿，凡额、颅、眉、囟、耳、项，无论是疮是疖，溃后俱要用膏封贴，不可经风露。若不慎，头面必发肿，宜外用红升丹膏盖提之，内服荆、防、僵蚕、蝉蜕、白芷等味散之，自愈。

8. 结毒治法

结毒为梅毒并发症，是梅毒疮病晚期并发内脏病证者，又名杨梅痈漏。多因梅疮毒邪侵入四肢骨关节，或走窜经络脏腑而致。多见于杨梅疮证之晚期，出现筋骨疼痛，结肿块状物随处可发，其皮色多如常，其肿块破溃者，色呈紫黑，腐臭之气味不堪入鼻。若治不愈，则可引致脑顶塌陷，鼻骨溃烂崩倒，唇缺，咽喉穿烂，手足拘挛等病证。

《疡医大全·卷三十四·结毒门主论》引陈实功《外科正宗》曰：结毒者，疮毒方炽，未经发散；或被药火之熏蒸；或因轻粉之内拔；或经点药之收敛，以致毒沉骨髓，积久外攻。其始也，先从筋骨疼痛，渐渐肿起，发无定处，故有鼻崩唇缺，咽塞喉疼，手足拘挛等证。引蒋士吉《医宗说约》曰："结毒者，结无定位，皆由梅疮服药不多，内毒未尽，以致毒气郁遏，沉伏骨髓，积久外攻，先从筋骨疼痛，渐渐肿起，发无定处，随便可生。发在关节则损筋伤骨，纵愈曲直不便；发于口鼻，崩梁缺唇，虽痊必破相；更发于咽喉，更变声音；发于手足，防于行动；入于巅顶，头痛欲破，两眼胀痛。”

顾世澄在引述以上医家所论之外，提出一些疮疡病的表现有类似梅疮结毒者，虽非梅毒所致，只要证候病机相同，则亦可参考治疗。其曰：“每见其人并未患过梅疮，而有结毒于手足、腰胯、臀间者，必是先患湿热痈疮，脓毒未经提尽，急求收功，医者遂用轻粉、铅粉收敛完功。殊不知毒气敛伏在内，久而原疤之旁起泡疼痛，溃烂穿筋蚀骨，愈而复发。此为湿热结毒，内宜补托，外面须用红升灵药提尽毒气；待红肉长平，方可用生肌之法敛口。”（《疡医大全·卷三十四·结毒门主论》）

9. 疮疡因人制宜

《外科启玄》和《洞天奥旨》中，对妊娠、产后、婴孩、师尼寡妇室女、宦官、富贵人、贫贱人、南北方人、肥人、瘦人等不同人群疮疡的辨治特点有所归纳。顾世澄编撰《疡医大全》，对这部分文献也非常重视。顾世澄不仅对这些文献进行辑录并收载《疡医大全》之中，更多有结合临证经验所作的按语和发挥。可见其绝不仅仅是转载文献而已，而是在临床实践中总结经验和体会。

肥人与瘦人之疮疡病，病因病机不同，证候、治法与方药也不同。顾世澄指出，肥人多湿、多痰、多气虚；形体外实者，外虽多肉，其实内虚；凡体丰气虚之人，其所患疮疡则多痈。痈者，壅也。属阳在表，气虚即表虚，故多浮肿于外，皮薄色赤。治疗宜内托之，使邪毒不内陷，则易溃而易敛。肥人宜二陈汤加参、芪、归、术、金银花、连翘等类治之。此外，体肥则真气不足以维持，平日语言气短，行动喘急；一遇脓血出多，空火陡发，精散神离，每多暴脱。顾世澄又指出，瘦人多火，多血虚，血虚即阴虚，阴虚则火盛，火盛则发热；筋骨瘦，皮宽肉缓，不胜于寒；荣血受邪，凝注不从，正是阴滞于阳，血滞于气，如生疮疡则多疽。疽乃五脏之毒，多附于骨，肉色不变，故难于溃，溃而难敛，治宜八珍汤中加金银花、连翘、附子之类加减治之。

针对小儿疮疡，顾世澄提出，婴孩皮肉娇嫩，不可轻用白降丹，不但疼痛难忍，而且红肿易致小儿惊吓。又小儿疮毒，切勿妄用水银、轻粉、硫黄，收敛毒气，每致杀人。针对小儿痘后疮疡，提出每见小儿痘后，月余忽发痈疽，咸谓痘浆不足，余毒为害；殊不知痘后气血未复，脾胃失调所致，若妄用败毒清凉之品，内服外敷，则鲜有不危者。必须培补气血，扶脾内托，可消自消，即溃亦易于敛口。

针对师尼、孀妇、处女患疮疡病者，顾世澄提出，此等人所患痈疽、瘰疬、失营、乳痞、阴蜃等病证，生于厥阴、少阳部位者居多，皆缘抑郁不舒，所求不遂，群火沸腾，真阴销烁；施治之法，专主养血舒郁宁神，兼用托里排脓之品，庶可保无变证。更有愆期处女，郁结于中而成疮疡者，又当劝其父兄，早为完配，俾天地和而雨泽降，夫妇和而家道成，毕姻之后，未溃者每多消散；久不敛者，亦易于收功矣。

（四）病证诊治

1. 痈

痈者，壅也，指气血被邪毒壅聚而发生的化脓性疾病。一般分为外痈和内痈两大类。外痈是指生于体表皮肉之间的化脓性疾患；内痈是生于脏腑的化脓性疾患。

（1）托腮痈

所谓托腮痈，是痈生腮下。《疡医大全·卷十二·颧脸部》中“腮颔发门主论”收载了王肯堂、冯兆张、朱丹溪等有关论述，顾世澄就此病之病因病机和辨证论治，提出了自己的见解。顾世澄引《疡科准绳》曰：“腮颔发生腮脸，属足阳明经风热所致。”除此以外，又有金腮疮与之类似。“金腮疮，生于颊腮，初如米粒，渐大如豆，久而不治，溃蚀透颊，属阳明经。治不得法，溃烂不敛，口吐臭痰，喘急神昏者死”。两者皆生于腮部。顾世澄根据临证经验，提出其鉴别之法：腮颔发者，肿势较大，即腮痈，又名鱼腮毒。而金腮疮者，肿势较小。顾世澄引《冯氏锦囊秘录》曰："腮痈，乃胃家经络也。"根据痈发部位，提出属足阳明胃经病变。顾世澄在此基础上，结合临证经验，提出了腮痈的病因病机及辨证治疗法则。顾世澄认为，该病多发于嗜酒之人，酒毒熏蒸胃腑，胃热循经上窜，于面部足阳明胃经所在腮颔部发为痈肿结痛。顾世澄提出，该病初起未成脓时，以四妙汤主之；如见恶寒发热者，加荆芥、防风、葛根、赤芍；已成脓者，加白芷；脓将溃者，加穿山甲、皂角刺；溃后，以四妙汤加白芷排脓。二三剂脓尽，即速生肌收口，不得妄自追加蚀提药，防其透膜。该病全赖补托，兼戒房事，如收口腮凹，则易成鱼腮漏，终年淌水，则预后不佳。

（2）项胁部寒性痈肿

《疡医大全·卷十八·颈项部》中"疠痈门主论"论述了项胁部寒性痈肿的证治。其中收载了王肯堂的观点。顾世澄引《疡科准绳》曰："疠痈生项腋两乳旁，结核或两胯软肉处肿块，属手少阳三焦经。其发缓慢，是冷证，非热证也。宜回阳玉龙膏敷贴。"顾世澄提出，此证生于项胁，形类结核，因其发病缓慢，肿块渐增，故非热证，乃心包络寒痰阻络兼脾气郁结而成。治宜温和，舒郁化坚。

2. 疽

疽者，阻也，指气血被毒邪阻滞而发于皮肉筋骨的疾病。其中常见的为有头疽和无头疽两类。有头疽是发生在肌肤间的急性化脓性疾病，无头疽是指多发于骨骼或关节间等深部组织的化脓性疾病。

（1）百会疽

《疡医大全·卷十·正面头面部》中"百会疽门主论"，论述了百会疽的证治。顾世澄指出，头为诸阳之首，颠乃脑髓之穴；此处患毒，多因阳气亢盛有余，或心劳郁而化火；或嗜食醇酒炙煿，素有蓄热；或过服升麻、柴胡等药，提动积热而起。初起如粟，根脚坚硬，颜色不红，痛疼彻脑，头如顶石，破后无脓，鼻流秽物者，预后凶险。如初起红肿，根脚分明，溃后得脓者，预后较好。该病切忌轻敷凉药，以免逼毒入脑。顾世澄提出，治疗百会疽的主方为“立消散”，方剂组成与服法：龙胆、藁本、西牛黄、白芷、地骨皮、雄黄、金银花藤各等分，共研极细，生酒调敷，中留一孔透气，敷后自消。

（2）穿踝疽

《疡医大全·卷二十七·足踝部》中“穿踝疽门主论”，论述了穿踝疽的证治。该篇引《外科正宗》指出，穿踝疽即脚拐毒，是足三阴经湿热下流，停滞而成。初起内踝肿痛彻骨，举动艰难，甚则串及外踝通肿。此证宜早治，否则必成废疾。初起宜荆防败毒散加牛膝，胀者针之，玉红膏敛之，虚者补之。引《医宗金鉴·外科心法要诀》，穿踝疽乃脾经寒湿下注，血涩气阻而成；先从内踝骨发起，串及外踝，至蚀里外，通肿不红，以有头为阳，易破易治；若只闷肿无头为阴，难溃难愈。如初起寒热往来，有红晕兼有热也，宜荆防败毒散；皮色不变者，宜万灵丹。又，内踝疽生两足内踝近腕之处，属三阴经脉络；由湿寒下注，血涩气阻而成。其坚硬漫肿，皮色不变，时时隐痛，难于行走；初起宜疮科流气饮加牛膝、木瓜、防己宣通之，外以蒜灸消散；已成，服内托黄芪汤；若虚弱者将欲作脓，跳痛者，内服十全大补汤，外敷乌龙膏。

顾世澄从经脉循行理论出发，提出内踝疽即俗所称鞋带疽，属足三阴经脉络；外踝疽即脚拐毒，属足三阳经脉络。两者皆生于两足踝近腕之处，由寒湿下注，血涩气阻而成，初宜隔蒜艾灸。

此外，生于足胫部之疮毒又有“驴眼疮”。顾世澄提出，驴眼疮为脾经湿毒流滞足胫骨，烂如臁疮，四边紫黑，时流毒水，或淌臭脓；名为驴眼疮，俗名夹棍疮。因其疼痛难堪，故以名之。亦有碰伤而成，亦有毒蚊蛇蚤咬伤而起。

顾世澄还介绍了简便的外治经验：田螺捣烂，敷数次即愈。

（3）附骨疽

《疡医大全·卷二十五·腿膝部》中“附骨疽门主论”，收载了《外科正宗》《冯氏锦囊秘录》《外科理例》等多部著作及医家关于该病的有关论述。附骨疽，指毒气深沉，结聚于骨而发生的深部脓疡，又称骨痈、贴骨痈。因溃后常脱出败骨，故又有多骨疽、朽骨疽、咬骨疽之名。《外科理例》《疡科准绳》等书，均提出附骨疽为伤寒汗后，余邪流注之败证。顾世澄提出不同看法，认为汗后邪气流注易愈，惟失治乃为坏证，不能复生，似不能变成附骨疽。附骨疽为调治可愈之证，如真是数变之后，则坏而又坏，又岂能复有成功？是流注坏证变成附骨疽之说，可存而不论。

笔者认为，附骨疽固可由伤寒汗后，余邪流注而成，但其病因并非一端。顾世澄以附骨疽之预后，否认流注成疽，似略牵强。从临证而论，《外科理例》《疡科准绳》提出伤寒汗后余邪流注之说，并因此强调用药宜温不宜凉，则颇有临床意义。该病如用凉药，则内伤其脾，外冰其血；脾主肌肉，脾气受伤，饮食必减，肌肉不生；血为脉络，血既受冰，则血气不旺而愈滞。故治宜甘温补脾气之法，脾气一健则中州不寒，而生机畅达，肌肉自长，气血自能营运矣。

（4）足跟疽

《疡医大全·卷二十七·足踝部》中“足跟疽门主论”，论述了足跟疽的证治。收载了《疡科准绳》《冯氏锦囊秘录》《外科理例》《医宗金鉴》等关于该病的记载。跟疽生于足跟，俗名脚挛根。初肿红紫疼痛，溃破脓水淋沥，状如兔咬啮疽。常生于足太阳膀胱经申脉穴。该穴既是阳跷脉发源之所，又是足少阴肾经所过之路。疮口久溃不合，阳跷脉气不能冲发肾气，由此漏泄，以致患者更虚。

顾世澄认为，足跟疽多因汗足涉水，或远行有伤筋骨，或湿热流注而生。初起必痒，可用艾灸。如十余日不愈，甚或脓血淋沥经年不敛，瘙痒难耐者，可以椒盐汤洗之。足跟疽主方：乳香、没药、海螵蛸、赤石脂各等分，研细末。用黄蜡化开，和匀作饼，敷上包扎，即愈。

3. 疔

疔是一种发病迅速，易于变化而危险性较大的急性化脓性疾病。多发于颜面和手足等处。其特点是疮形虽小，但根脚坚硬，有如钉丁之状，病情变化迅速，容易造成毒邪走散。如果处理不当，发于颜面部的疔疮，很容易走黄，而有生命危险；发于手足部的疔疮，则易损筋伤骨而影响功能。

(1) 疔疽

疔疽生于两腮及鼻下，属足阳明胃经。红肿生疮，恶血淋沥，甚而口噤如痉，角弓反张，按之如疔钉着，痛不可忍者，治之稍缓，则毒攻心，呕吐不食，昏迷躁乱，预后凶险。顾世澄认为，疔疽多因乃醇酒炙煿，膏粱厚味，或误食自死牛马、宿茶陈菜，食中含毒而成。不可妄用刀针，当照疔疮门方法治之。

(2) 瘭疽

瘭疽虽名为“疽”，据其临床特点，则归为疔疮。是指体表的一种急性化脓性疾病，随处可生，尤多见于指端腹面，多因外伤感毒，脏腑火毒凝结所致。初起先作红点，次变黑色，腐烂筋骨；小者如粟如豆，大者如梅如李；发无定处，多见于手指之间；根深入肌，走臂游肿；毒血流注，贯穿筋脉；烂肉见骨，出血极多。若至狂言、烦躁、闷乱，是毒气攻心之候，难治。破后如脾胃虚弱，补托不应，惟出清水秽汁者，亦为难治之候。《外科正宗》中，初起用蟾酥饼膏盖；红肿游走不定，用真君妙贴散加雄黄敷之，则可截住。

顾世澄认为，瘭疽随处可生，川广烟瘴地方多有之，疼痛彻心不止，腐烂筋骨，溃破脓如豆汁，今日拭干，次日脓汁复满，愈而复发，迁延难愈。顾世澄提出治疗瘰疽的主方如下：射干、甘草、枳实、升麻、干地黄、黄芩各二两，犀角六分，前胡三分。水五升，煎三分，入大黄一钱，一沸去滓，入麝香二分，分三服。

4. 足发背

足发背是发于足背部的急性化脓性疾病。其特点是全足背高肿焮红疼痛，足心不肿。该病多因局部外伤感染毒邪，或湿热下注，导致湿热毒邪壅阻肌肤，气血凝结，热盛肉腐而成。初起足背红肿灼热疼痛，肿势弥漫，边界不清，影响活动。一般 5 ～ 7 天迅速增大化脓，伴有寒战高热、纳呆，甚至泛恶等全身症状。溃破后脓出稀薄，夹有血水，皮肤湿烂，全身症状多随之减轻。顾世澄对此病的病机、预后等有独到认识。提出该病生于脚背筋骨之间，为足三阴三阳经所主，比之手发背为尤重；多由湿热相搏，血滞于经；或赤足行走，沾染毒涎；抑或撞破、误触污秽而成；外染者轻，内邪流滞者重。

5. 漏管

所谓漏，是疮面孔窍出血水不止的一类疾病。因其有病理性排脓管道，称为漏管。古有九漏之说。气漏，或肿或消，痛胀难忍。风漏，疮孔内痒甚。阴漏，男女阴内痛而出水。冷漏，孔内出白脓黄水不止。痔漏，痔疮日久，不忌房事，破而流脓，不收口者。血漏，时时下鲜血不止，又名热漏也。瘘痁漏，平肉上生孔窍，出脓血。瘘腮漏，因疮忽黑烂，出黄黑水。顾世澄指出，凡破漏之证，多因气血亏损，溃后先出脓，后则清稀流水，久而不敛，遂成漏管。也有因庸医日以药线插入，将疮内嫩肉磨成硬肉，疮口不能骤合，初则嫩管，久则长成硬管，渐生岔管者。亦有脓血去多，阴分受亏，阳火亢盛，梦泄遗精，又不慎房欲，则多成九漏之候，最为难治。必须内服补托，谨戒房劳，外用化管之药，内服退管丸丹化去内管，方可奏效。又凡疮溃后忌葱，以免生漏管。

二、瘿瘤瘰疬

《疡医大全·卷十八·颈项部》，论述了痈疽、瘿瘤、瘰疬、马刀侠瘿等疾病的诊治规律。顾世澄汇集《内经》及后世诸多医家之论，详细记录了瘿瘤、瘰疬等疾病的病因病机、鉴别诊断及治疗方法。

（一）辨治特点

1. 瘿、瘤鉴别要点

瘿是颈前结喉两侧漫肿或结块，皮色不变，逐渐增大的一类疾病。瘤是体表产生局限性肿块，发展缓慢的疾病。顾世澄据陈实功之论，以阴阳分瘿瘤。瘿为阳，瘤为阴。瘿瘤非阴阳正气结肿，实乃五脏瘀血、浊气、痰滞而成。瘿多色红而高突，或蒂小而下垂。瘤多色白而漫肿，亦无痒痛，人所不觉。又顾世澄引冯兆张之论，从病位、证候对瘿瘤进行区别，指出瘿与瘤不同，瘿着于肩项，瘤则随气凝结。瘿连肉而生，根大而身亦大；瘤根小而身亦大也。

2. 瘿瘤证候分类

顾世澄对瘿瘤证候分类的认识，主要参考了陈实功、陈士铎两位医家的瘿瘤病分类方法。瘿病分为五种，瘤病分为六种。瘿病，筋骨呈露曰筋瘿，属肝；赤脉交结曰血瘿，属心；皮色不变曰肉瘿，属脾；忧喜消长曰气瘿，属肺；坚硬不移曰石瘿，属肾。瘤病，有粉瘤，有肉瘤，有筋瘤，有物瘤。又瘤病发肿部位软而不痛者，为血瘤；发肿部位日渐增长而大，不热，时时牵痛者，为气瘤。

3. 瘰疬形名种种

瘰疬发于颈部，肿物累累如贯珠之状。顾世澄据《医宗金鉴·外科心法要诀》，从瘰疬部位、症状之不同，对其加以分类。瘰疬推之移动，为无根，属阳。瘰疬小者为瘰，大者为疬，当分经络。如生项前，属阳明经，名为痰瘰；项后属太阳经，名为湿瘰；项之左右两侧，属少阳经。形软遇怒即肿，名曰气疬；坚硬筋缩者，名为筋疬；若连绵如贯珠者，即为瘰疬；或形长如蛤，色赤而坚，痛如火烙，肿势甚猛，名曰马刀瘰疬。又有子母疬，大小不一；有重台疬，疬上堆累三五枚，盘叠成攒。有绕项生者，名蛇盘疬；如黄豆结荚者，又名锁项疬；生左耳根者，名蜂窝疬；生右耳根者，名惠袋疬；形小多痒者，名风疬；颔红肿痛者，名为燕窝疬；近及胸腋者，名瓜藤疬；生乳旁软肉等处者，名瘨疡疬；生于遍身，漫肿而软，囊内含硬核者，名流注疬。独生一个在囟门者，名单窠疬；一包生十数个者，名莲子疬。坚硬如砖者，名门闩疬；形如荔枝者，名石疬；形如鼠形者，名鼠疬，又名鼠疮。以上诸疬，推之移动，为无根，属阳，外治宜因证用针灸、敷贴、蚀腐等法；推之不移动者，为有根且深，属阴，皆不治之证也。

4. 瘰疬根在脏腑

顾世澄集多位医家观点，指出瘰疬皆气血壅结所致，根在脏腑。其病因不一，可因嗜欲不节、饮酒太过、过食肥甘、情志内伤而致；或与传染、误治有关。就其与脏腑的关系而言，瘰疬之源，虽由于肝，实根于肾；肝火有余，肾阴不足。故其本在脏，其末上出颈腋之间。又从其与经络联系而言，瘰疬必起于足少阳一经，不守禁忌，可延及足阳明经，食味愈厚，郁气愈久，该病可见毒、风、热三种证候，此三者又可相互转化，须分虚实，实者较易治疗，虚者预后不佳。

（二）病证诊治

1. 瘿病

顾世澄集诸家之观点，总结瘿病治疗宜用消散之法。初起元气实者，海藻玉壶汤、六军丸；久而元气虚者，琥珀黑龙丹、十全流气饮。指出气结微肿，久而不消，寒热留积经久，极阴生阳，寒化为热，则易成脓。宜早服内塞散以排之。瘿病戒食厚味，忌妄用刀针掘破，出血不止，多致危亡。五瘿皆不可妄加掘破，惟胎瘿破而去其脂粉则愈。

2. 瘤病

瘤病治法，各有不同。

筋瘤不可治，亦不必治，生长十载，不过大如核桃。粉瘤，则三年之后，自然而破，出粉如线香末，出尽自愈，亦不必治。脂瘤、气瘤，体气充实者，治以海藻散坚丸、李东垣散肿溃坚汤，可消散之。如虚弱者，又宜斟酌，不可纯用化痰行气破坚之药。

筋瘤坚而色紫，累累青筋盘曲，甚则结若蚯蚓。此乃肝统筋，怒动肝火，血燥筋挛而成。治当清肝解郁，养血舒筋为主。清肝芦荟丸主之。

血瘤，微紫微红，软硬间杂，皮肤隐隐，缠若丝缕色红，擦破血流，禁之不住。此乃心主血，暴急太甚，火旺逼血沸腾，复被外邪所搏而成。治当养血凉血，抑火滋阴，安敛心神，调和血脉为主。芩连二母丸主之。

肉瘤软如绵，硬似馒，皮色不变，不紧不宽，终年只似覆肝。此乃脾主肌肉，郁结伤脾，肌肉消薄，土气不行，逆于肉里而为肿。治当理脾宽中，疏通戊土，开郁行痰，调理饮食为主。加味归脾汤主之。

气瘤，软而带坚，皮色如故，或消或长，无热无寒。此乃劳伤元气，腠理不密，外寒传而为肿。治当清肺气，调经脉，理劳伤，和荣卫为主。通气散坚丸主之。

骨瘤形色紫黑，坚硬如石，疙瘩高起，推之不移，昂昂坚贴于骨。此乃肾主骨，恣欲伤肾，肾火郁遏，骨无荣养而为肿。治当滋补肾气，养血行瘀，散肿破坚利窍为主。调元肾气丸主之。

粉瘤，红粉色，多生耳项前后，亦有生于下体者，全是痰气凝结而成。

宜用披针破去脂粉，以三品一条枪插入，数次化尽内膜自愈。

黑砂瘤多生于臀腿，肿突大小不一，以手捏起，内有黑色。亦用铍针刺内，出黑砂有声，软硬不一。

发瘤多生耳后发下寸许，软小高突，按之不痛，针之粉发齐出。

小儿胎瘤，初生头上、胸乳间，肿起大者如馒，小似梅李。此乃胎中瘀血凝滞而成。须候小儿满月以后，方可用针刺破，内如赤豆汁则安，内服五福化毒丹治疗。

3. 瘰疬

由顾世澄所集各位医家观点可见，瘰疬虽形名各异，然该病不外痰湿风热，气毒结聚而成，内多兼恚怒气郁，谋虑不遂。此证多起于痰，痰块之生，多起于郁，未有不郁而生痰，无痰而成瘰疬者。治法必以开郁为主。然郁久气血必耗，况流脓血则气血更亏，消痰而不解郁，解郁而不化痰，皆使虚者更虚。初起宜解郁为先，佐之补虚，以消其毒。若以祛痰败毒为先，常加重病证。

瘰疬有称为“马刀侠瘿”者，顾世澄对其有独到见解。马刀侠瘿一词，出自于《黄帝内经》。《灵枢·经脉》：“胆足少阳之脉，起于目锐眦……腋下肿，马刀侠瘿，汗出振寒。”隋唐·杨上善《太素·卷第八·经脉连环》注曰：“马刀，谓痈而无脓者是也。”明·马莳《灵枢注证发微》注曰：“马刀夹瘿，皆颈项腋胁所生疮名。”明·张介宾《类经·十四卷·疾病类十》注曰：“马刀，瘰疬也。侠瘿，侠颈之瘤属也。”现在一般认为，马刀侠瘿为病名，属瘰疬之类。常成串而出，质坚硬，其形长者据其形态，称为马刀；或生于耳下、颈项，至缺盆沿至腋下；或生肩上而下沿。其生于颈部者称为“侠瘿”。“瘿”或作“婴”，“婴”通“缨”。瘰疬生于颈部缚帽缨之处，故称侠缨，或称侠瘿。

顾世澄认为，马刀生于缺盆之上，由胸腋而至胁；属痰核瘰疬，潮热时作，气血已枯，精神短少；兼之医治不善，酿至脓血大溃，肿势日坚；更有溃流血水，毫无脓汁；复有累如岩穴，胀而不痛，外撑车颊，内阻咽喉，饮食妨碍，筋脉拘挛，收引疼痛，腿足牵扯；甚则怒火上冲，迫血从毛窍溢出，变而为马刀。顾世澄还对马刀之名进行解释。其曰："谓之马，其行疾。谓之刀，其器利。既疾且利，人将奚敌哉。"《灵枢·痈疽》云：马刀挟瘿，急治之。进而指出，此虽是重症，医之及时、得法，犹有可生，不可坐视不救，则失医者仁心。外宜艾灸，或可回生，如肩井、肺俞、膻中、风池、百劳、曲池穴，各灸三壮；内服益气养荣汤，开郁清痰，和气消核之剂，首尾肝脾兼固，气血双扶，灸后用万灵膏调理一年，恬淡静养，尚可保全性命。若妄治追蚀于外，攻伐于内，则危在倾刻。

三、肛肠疾病

外科肛肠相关疾病，在《疡医大全》中，主要收载于卷二十三"后阴部"。此卷主要论述自尾间至臀股部的一切痔漏疮疽疾病，包括鹳口疽、尾间发、臀痈、痔疮等 19 种疾病的病因病机、辨证论治与主方。

（一）辨治特点

1. 据体质辨病证

顾世澄在肛肠疾病的辨证中，非常重视体质因素对病证的影响。如顾世澄指出，鹳口疽的预后及转归，与患者的体质状态有关，老年人和体弱之人疮口难愈。膀胱经为多血之经，循于臀股部。臀痈多发于中年之后，是因人至年高，气血不足，气运难及，血亦罕到，于是多见此病。痔疮久久不愈，也可因患者饮食偏嗜，体质偏颇较甚所致。脱肛之病，若见于久病气虚者，则多是气陷而自脱；见于小儿则多因泻痢气虚，湿火下迫而脱；见于老年，多因血燥而发；见于产后，多由血虚，液燥结滞，气弱无力以送，勉强挣脱。在肛肠各种疾病的辨证及病因病机分析中，顾世澄详细分析了不同体质、不同生活习惯、不同年龄人群的发病特点，继而根据病患体质特点制定适宜的治疗法则。

2. 重视扶正祛邪

《疡医大全》所论许多肛肠疾病的治疗中，都注重分析病证的邪正关系及邪正盛衰状态。所制定的治疗法则，都体现出祛邪不伤正气、祛邪不忘扶正的治疗思想。如鹳口疽，主要是三阴亏损，督脉浊气湿痰流结而致。顾世澄所辑文献，主张该病初起之时滋阴除湿，病证已成则当和气养营，疮口已溃当滋肾保元。实则祛邪，虚则扶正。臀痈治疗中，主张宣热拔毒，大补气血，固护根本为主。强调指出，若妄以清凉败毒内服外敷，则气血得寒益凝，多致不救。痔疮治疗当健脾祛湿，凉血利肛，祛邪不伤脾胃。痔漏之病，贵早加培补，益气保元，不可用苦寒内服外涂淋洗，病者谨戒百日醇酒房劳，否则难以治愈。脱肛，属大肠实火燥结，肛门肿痛而下迫者，清火解毒之中佐以升提；倘余病未清，则清补相兼。在上述各种疾病的治则确立中，时刻注重对正气的固护，祛邪之中不忘保护正气。

（二）病证诊治

1. 鹳口疽

《灵枢·痈疽》称鹳口疽为“锐疽”，发于尾闾处。该病进展迅速，病情凶险。顾世澄在《疡医大全·卷二十三·后阴部》之“鹳口疽门主论”中强调该病预后与患者体质有关，指出“鹳口疽老弱难敛，易于成漏”。体质虚弱之人，疮口难以愈合，易形成疮漏。究其病机，顾世澄引陈实功的观点，指出该病主要是三阴亏损，督脉浊气湿痰流结而成。治疗如汪省之所言，当在初起之时滋阴除湿，病证已成应当和气养荣，疮口已溃当滋肾保元。

2. 臀痈

顾世澄在《疡医大全·卷二十三·后阴部》之“臀痈门主论”中集王

肯堂、陈实功、朱丹溪、薛立斋等多家观点，指出臀痈为足太阳膀胱经湿热所致。臀乃膀胱经循行所过之处，太阳经多血少气，臀部道远位僻，气运难及，血亦罕到，湿热流结凝滞郁毒而成此病。中年后，气血渐弱，尤易患此病。据其发病特点，治疗务必要宣热拔毒，大补气血，培养肾胃，滋补根源。如此则血易聚而脓易作，毒易出而热可宣。病程中若见虚弱之象，应及时滋补。同时强调该病治疗毋伤脾胃，毋损气血，当固根本为主。若妄以清凉败毒内服外敷，则气血得寒益凝，多致不救。

3. 痔疮

顾世澄在《疡医大全·卷二十三·后阴部》之“痔疮门主论”中引陈实功、陈士铎的观点，指出痔疮的形成，主要与下列因素有关：一是素有湿热，过食炙煿；或因久坐而血脉不行。二是七情所伤，过伤生冷，以及担轻负重，竭力远行，气血纵横，经络交错。三是酒色过度，肠胃受伤，以致浊气瘀血流注肛门。四是妇人临产用力过甚，血逆肛门所致。

酒热所化湿热之毒蕴藏肠中，是痔疮的常见原因。因肛门去脾胃甚远，化湿热之毒，必假道于脾胃，肛门未必受益，而脾胃先损，所以常常无效。用药必须毋损于脾胃，有益于肛门者，始可奏功。顾世澄治以益后汤：白芍、茯苓、山药、薏仁各一两，地榆三钱，穿山甲一片土炒。该方健脾祛湿，凉血利肛，祛邪不伤脾胃。痔疮经年累月，肿仍如故，疼痛日深；中年之后，犹虑患此。虚弱者用之效果颇佳。

痔疮的治疗，世人多用刀针挂线之法，然肛门肌肉有纵有横，最难生合；况大便不时出入，加以刀针挂线是已伤又伤，难以愈合。刀针挂线，切戒轻试，惟消湿热之毒内治为佳。

4. 痔漏

痔类甚多，既溃之后，每每多成漏管，不能收口。《疡医大全·卷二十三·后阴部》之“痔漏门主论”中体现了顾世澄有关治疗经验。在痔漏治疗过程中，顾世澄观察到，临证医家有纯用苦寒者，致令脾元日损，肌肉难生。继之，妄用刀针，药线系扎，铅丸悬坠，利剪割切，良肉受伤，日施药纴，插入拔出，逐渐将疮内四旁新肉磨成硬管，愈插愈深。除上述医家之过以外，患者也有见痔疮溃后，虽流脓血，不疼不痛，嗜饮者依然畅饮，好色者仍复贪欢，善啖者辛辣煎炒，全不禁戒。如此一来，即使无刀针切割损伤，也必难愈。更有甚者，认为痔漏不可使其愈合，否则湿热无法外泻。针对上述情况，顾世澄提出，痔漏之病，贵在早加培补，益气保元；不可用苦寒内服外涂淋洗，病者谨戒百日醇酒房劳，否则难以治愈。

5. 脱肛

脱肛，即肛管直肠向外脱出。肛门又称“魄门”，为人一身之门户，大肠之尽处，有形之糟粕从此而出。顾世澄在《疡医大全·卷二十三·后阴部》之“脱肛门主论”中，引清代林开燧《活人录汇编》之说，详述了脱肛的多种病因。指出有形之物，全赖无形之元气以转运出入；肺与大肠为表里，肺统一身元气，故人之登圊，亦由元气为之传导，使大肠有形之糟粕，得以传导而出；若脾肺久虚，气血亏损，则转输不利，全藉勉力努送而出；气滞日久，则肛门因之脱下。其次，有病久气虚，气陷而自脱者；亦有气虚不能传导，而血随之枯涩，于是努力挣脱者；有阳明燥火亢极，而热结便燥难出，因用力强挣，火性下迫肛门脱出者；有老年血燥，或产后血虚，液燥结滞难下，气弱无力以送，勉强挣脱者；有久泻或久痢，气血两虚，湿热下陷于大肠，因而滑脱者；有小儿亦因泻痢气虚，湿火下迫而脱者。总由气血不和，失其转输传导出入升降之常度。上述诸证中，以气虚、血虚、血热、火盛四者居多。

脱肛不同证候的辨证要点，在于症与脉。久病虚陷自脱者，脉必虚微无力，以补气升提为主；气虚血竭，努力挣脱者，脉必涩弱而虚数，当以益气之中，加补血润燥升清之剂；大肠实火燥结，肛门肿痛而下迫者，其脉洪大而数，或沉实有力，以清火解毒之中，佐以升提；老年产后，总由气虚血少，脉必涩数无力，当以滋补升提；久泻久痢，无论大小脉，必虚微沉弱，虽主补益升提，倘余病未清，则清补相兼。该病治宜补脾温胃，使金受母之益而上升，次投固肠之剂。外用熏掺等方，若久出而坚者，先以温暖药汤浇软，渐渐纳入。又脱肛因气虚血虚者固多，亦有因气热血热者，需兼详察脉候。气虚者补气；血虚者四物汤；血热者凉血，四物汤加炒柏；气热者条芩、升麻之类，并宜升提。

四、乳房疾病

《疡医大全》所论病证，主要是依据病变部位归类。乳房疾病的内容，主要集中于卷二十“胸膺脐腹部”。该卷论述了乳痈、乳汁闭塞胀痛、断乳等十二种乳房病证。

（一）辨治特点

1. 重视经络辨证，男女有别

足阳明胃经，行贯乳中；足太阴脾经，络胃上膈，布于胸中；足厥阴肝经上膈，布胸胁绕乳头而行；足少阴肾经，上贯肝膈而与乳联；冲任二脉起于胸中，任脉循腹里，上关元至胸中；冲脉挟脐上行，至胸中而散。因此，《疡医大全》在乳房疾病的论述中，尤为重视经脉对乳房及相关脏腑的联络关系，参考经络循行规律分析乳房疾病的形成机制。在后续疾病的讨论中，女性患者乳头病变多责之于肝，乳房病变多责之于胃；男子乳头病变多责之于肝，乳房病变多责之于肾。认为乳房疾病与肝、胃二经及肾经、冲任二脉关系最为密切。

2. 用药寒温适宜，补泻兼顾

《疡医大全》在各种乳房疾病分析中，论及最多的病机是肝脾郁结、胃气壅滞、气血亏虚。顾世澄认为，乳汁分泌相关病变，多与脾胃虚弱、气血亏虚、肝失疏泄有关。在疾病治疗时，先辨虚实之证，再加以补泻调理。许多疾病，如乳痈、乳衄、乳癖、乳岩等，虽有胃热壅滞、肝火妄动、肝郁气滞，但在治疗上，顾世澄主张不得一味使用寒凉或疏泄之药。如乳痈之病初起时，切勿用凉药；乳本血化，不能漏泄，遂结实肿；乳性清寒，又加凉药，更使凝结不散。还指出，乳痈溃后虽有邪气，但正气亦虚，所以治疗当于补中散邪。乳衄治疗当平肝散郁，养血扶脾。乳岩的治疗，也当于疏肝之中兼以补养气血之药。

（二）病证诊治

1. 乳痈

乳痈是发生于乳房部的急性化脓性疾病。乳上生痈，先疼后肿，寻常发热，变成疡痈，此证男女皆有，女性居多。据《外科正宗·卷之三·乳痈论》有关理论，乳房属阳明胃经所司，乳头属厥阴肝经所主，多血少气。乳痈，于有乳之妇，名曰外吹；于怀孕之妇，名曰内吹。

顾世澄汇集近十部医著中相关论述，综而言之，指出乳痈生于女子，其主要病机有以下六个方面：一是胃热壅滞。平日不善调养，以致胃汁浊而壅滞为脓。二是肝郁气滞。忧郁伤肝，肝气滞而结肿成痈，治宜逍遥散加橘叶。三是肝火妄动。暴怒伤肝，肝火妄动结肿，治宜橘皮汤。四是风邪所客。风邪客伐，气壅不散，结聚乳间，或硬或肿，疼痛有核，乳汁不出，渐至皮肤红肿，寒热往来，谓之乳痈。五是乳汁凝结。有因小儿断乳后，不能回乳，或妇人乳多，婴儿少饮，以致乳汁积滞凝结。六是肝胃湿热凝结。若内未怀胎，外无哺乳，而生肿痛者，系皮肉为患，未伤乳房，此乃肝胃湿热凝结所致。

乳痈生于男子，多因胃火炽盛，不上升于口舌，而中壅于乳房，故属阳证。治法不必分阴阳，但以先后分虚实。乳痈初起为实邪所致，久经溃烂则为正虚。然邪之有余，仍是正之不足，于补中散邪，乃万全之道，不必先攻而后补。初起寒热焮痛，即发表散邪，疏肝清胃，速下乳汁，导其壅塞，则病可愈。若不散则易成脓，宜用托里；若溃后肌肉不生，脓水清稀，宜补脾胃；若脓出反痛，恶寒发热，宜调营卫；若晡热焮肿作痛，宜补阴血；若食少作呕，宜补胃气；切戒清凉解毒，反伤脾胃。

2. 乳衄

妇女乳房并不坚肿结核，唯乳窍常流鲜血，即为乳衄。顾世澄认为，此病乃属忧思过度，肝脾受伤，肝不藏血，脾不统血，肝火亢盛，血失统藏所致。据其病机，提出治当平肝散郁，养血扶脾为主。

3. 乳疳

顾世澄根据临证观察指出，乳疳多是生育之后乳头微露，大半藏在乳房之内，小儿吮乳时每每吮破乳头，致乳头化去一半，疼痛难忍。久而成疮，经年不愈，或腐祛半截，似破莲蓬样，苦楚难忍，内中败肉不去，好肉不生，乃阳明胃中湿热而成。若畏痛不与小儿吮食，必肿胀成乳痈。治疗上，应令产妇忍痛令儿吮之，外搓玉红膏、珍珠散自愈。

4. 乳癖

乳癖表现为乳房有形状大小不一的肿块，疼痛，与月经周期相关。因阳明经脉过乳房，故有医家从阳明论此病。顾世澄引述陈士铎与陈实功观点，认为阳明胃土最畏肝木，乳又近两胁，两胁乃肝之位，肝气不舒，气不舒而肿满形成。治法不必治胃，但治肝而肿自消，用加味逍遥散。又可从肝脾失调论治此病，该病多由思虑伤脾，怒恼伤肝，郁结而成。男子乳房忽然壅肿如妇人之状，按之疼痛欲死，经年累月不效者，是阳明之毒结于乳房之间。此乃痰毒所致。当消其痰，通其瘀，以化圣通滞汤治之。

5. 乳岩

乳岩的主要表现，是乳房肿块，质地坚硬，病久溃烂，现出无数小疮口，如管如孔，如蜂窝状。该病乃因邪毒深结于乳房而成。治疗上，除攻除邪毒之外，顾世澄极为重视乳岩病当扶助正气的治则。如其引用陈士铎的观点，认为乳岩实乃气血大亏所致。人乳房内肉外长而筋束于乳头，所以伤乳即伤筋也。此处生痈，应急散之，迟则筋脉损，元气伤。所以应当在失精之时，及时治以补精填髓之方药。若因阴虚而成岩，因岩而治以败毒之法，会加重其精气不足之状。治疗必大补气血，以生其精，不必泄毒。精不可速生而功又缓，不若大补气血，反易生精。乳房属阳明，既生乳岩，阳明必气血不足；补气血则阳明经旺，阴精自生。顾世澄引用陈实功观点，指出乳岩因忧郁伤肝，思虑伤脾，积想在心，所愿不得，以致经络痞涩，聚结成核；病至肿块溃烂，则五脏俱衰。治以益气养荣汤。

又，窦汉卿、冯兆张皆认为，该病形成与七情失调、肝脾损伤有关。寒热初起，即发表散邪，疏肝之中兼以补养气血之药。男子患此，名曰乳节，与妇女微异。女伤肝胃，男损肝肾。因怒火、房欲过度，由此肝虚血燥，肾虚精怯，气脉不得上行，肝经无以荣养，遂结肿痛。治当八珍汤加山栀、丹皮；口干作渴者，宜加减八味丸、肾气丸；已溃者，十全大补汤，则易于生肌完口。

以上诸家观点，从肾精、胃气、五脏之气、气血各个方面，强调了乳岩病补益正气的不同原则。顾世澄兼容而并收之。

五、皮肤疾病

《疡医大全》根据人体部位类分疾病，所以皮肤疾病在书中散见于多个篇章。书中记录了白屑风、眉风癣、面游风、肺风粉刺、雀斑、面生黑斑门、鹅掌风、手足破裂、香港脚疮、瓜藤缠、油风、紫白癜疯、蛇虱、乌白癞、癣、疹、葡萄疫、汗斑、黄水疮、奶癣疮、白秃疮、赤游丹、杨梅疮、疥疮、天疱疮、热疮、皴裂疮、日晒疮、疣等三十余种皮肤疾病。

（一）辨治特点

《疡医大全》虽未将皮肤疾病单独成卷，但于各部位疾病中记述了三十余种皮肤疾病的症状、病因病机及治疗，资料丰富全面。皮肤为人体的外部屏障，疾病种类繁多，病因各有不同。顾世澄虽未对皮肤疾病特点集中讨论，但对各个疾病的记录资料显示，引起各类病证的外因，最为常见的有风、湿、热、虫、毒；内因多与情志内伤、饮食劳倦有关。在皮肤疾病诊察中，对症状的观察尤为重要，顾世澄在各类疾病资料收集时，汇集多部医著的论述，对疾病症状详加描述。顾世澄重视疾病因机分析，从病本出发，治疗多内外兼顾。

（二）病证诊治

1.疹

顾世澄汇集孙思邈、王肯堂、朱丹溪等医家之论，对皮肤疾病中疹与斑的病证表现、病因病机及治疗原则进行了全面的分析讨论。皮肤疾病的损害表现有多种，斑与疹的区别主要是：斑者成片，不分颗粒，如云朵拱起；疹者如痱，或类蚊迹蚤虱痕而不盛，一日之中起伏隐现不常，隐隐见于肌肤之间，不大起发。斑者淡红轻，紫红重，黑者凶，轻者痒而重者痛。阳证斑疹易看而易治，阴证斑疹夹虚而发，难看而难治。疹形虽与斑异，而致病之因，受病之脏腑，及所现之脉与形证多相类。

斑疹由外感风热、胃腑实热、伤寒失下、失汗所致。此多为阳明胃与大肠之风热亢盛，郁于皮毛腠理之间，轻则为疹，重则为斑，这类斑疹属表属实。斑疹也有阴虚血热、阳虚血热、气血两虚、虚热郁盛者，此三焦无根之火，乘气血之虚而空发于上，郁于皮毛血脉中，乃阴虚里证。

瘾疹形成多与外感有关。风瘾疹是由邪气客于皮肤，复遇风寒相搏所致。若肌中有湿，风邪再遇寒热之气，热结不散则成赤疹。若风邪与肌中寒湿相搏则为白疹。赤疹遇热则极，若冷则瘥。白疹遇冷则极，或感风亦极，得温则瘥。

关于斑与疹的治疗，顾世澄引用清代林开燧的总结：阳斑阳疹必先清散风热于表，疏导积热于内，表里和解，以救炎炎之热。阴斑阴疹，初则亦宜清解，使其透发，宽其胸膈，解其烦躁；次则察脉之大小虚实，脾胃之实与不实，大便之结与不结，或清补，或温补。

2. 癣

癣病是皮肤科的常见病种，因病变部位、症状的不同而有不同名称。顾世澄汇集多部外科著作的内容，在《疡医大全·卷二十九·癞癣部》之"癣门主论"中论述了风癣、湿癣、顽癣、牛皮癣、马皮癣、狗皮癣、干癣、刀癣、白壳疮、花癣、阴癣等症状表现及病因。顾世澄引用陈实功的观点，指出癣的病因主要是风、热、湿、虫；上半身多属风热，下半身多属寒湿，病在血分；癣病多由血燥风毒克于脾肺二经所致。还总结各种癣的症状特点：风癣抓之则起白屑，不知痛痒；湿癣如虫形，搔之有汁出；顽癣抓之全不知痛；牛皮癣顽硬且坚，抓之如朽木；马皮癣微痒，白点相连；狗皮癣白斑相簇，时作微痒；干癣搔之则出白屑；刀癣则轮廓全无，纵横不定；花癣初起或渐成细疮，时作痛痒，发于春月。癣的治疗据病因不同，风宜散，热宜清，湿宜渗，虫宜杀。白屑风生于头、面、耳、项、发中，多因素体有热，再感风邪，风热所发。顾世澄根据临证经验，提出用厚朴或桑叶煎汤外洗之法。

顾世澄于书中提出，眉风癣实乃肝血枯燥，风湿外袭所致。该病初起作痒，搔之累累流脂，延蔓额上眼胞。治疗当养血滋肝，强调不得妄用斑蝥、砒硇，及猛厉燥烈之药搽擦，只宜紫茸膏外涂。

3. 肺风

肺风即为肺热，与粉刺、酒渣鼻、酒刺实为同类病变。顾世澄在《疡医大全·卷十二·颧脸部》之“肺风粉刺门主论”中，汇集申斗垣、陈实功等医家之论，认为肺风主要由肺气不清，受风而生，或冷水洗面，血热郁滞不散而成。肺脏娇嫩，畏寒畏热。有好酒之人，酒热熏蒸于上则鼻赤。又鼻头白者属血虚，赤者属血热，紫黑者属血热再逢寒。其治之法，亡血者温补；热血者清利；寒凝者，化滞生新，四物汤加酒芩、酒红花之类；气弱者，更加酒浸黄芪。

4. 油风

油风俗名鬼剃头，毛发干枯，成片脱落，皮红光亮，痒如虫行。顾世澄在《疡医大全·卷二十八·诸风部》中《油风门主论》，引《外科正宗》《外科心法要诀》之论，对油风的病因病机加以分析。指出油风主要是因腠理不闭，风邪内袭，风盛生燥而血虚，以致肌肤毛发失养而脱落。油风多为风热之证，治疗可用海艾汤外洗。病久于皮肤光亮之处放血，配以神应养真丸治本。

5. 雀斑

关于面上雀斑及女子面生黑斑之病，顾世澄在《疡医大全·卷十二·颧脸部》之“雀斑门主论”中引陈实功之说，指出两种疾病皆因肾水亏虚不能上荣于面，水亏不能制火，火邪滞结而为斑。面部黑斑也与情志不舒有关。这两种疾病的治疗，当用六味地黄丸滋补肾阴为主，搽洗兼施。同时，当戒忧思、动火、劳伤等事。

六、跌打损伤疾病

跌打损伤类疾病，在《疡医大全·卷三十六》“跌打部”集中论述。其中记载了跌打损伤、落下颏拿法、人咬、救从高坠下、破伤风等内容。另在卷三十七“急救部”，论述了杖疮、金疮、汤泼火伤等二十余种外伤急症的治疗方法。

（一）辨治特点

1. 损伤瘀血，从肝论治

《疡医大全》在跌打类疾病的讨论中，引用《内经》及李东垣的观点，讨论了跌打损伤形成瘀血，与肝脏的内在联系。《素问·缪刺论》："人有所堕坠，恶血留内，腹中满胀，不得前后，先饮利药，此上伤厥阴之脉，下伤少阴之络。"《灵枢·邪气脏腑病形》："有所堕坠，恶血留内，有所大怒，气上而不行，下积于胁下，则伤肝。又中风有所击仆，若醉入房，汗出当风，则伤脾。"李东垣《医学发明》认为，从高处坠下，恶血留于内，医者皆做中风疗之。血者，皆肝之所生，恶血必归于肝。痛甚则必有自汗，皆属风证，诸风皆属于肝木。败血凝涩，逆其所属入于肝。故主张以破血行经药治之，寒凉之剂不可轻用。

2. 损伤一证，专从血论

顾世澄引元·刘宗厚之说，指出跌打、金刃损伤，皆为外受有形之物所伤，所以病在血肉筋骨；不若六淫七情为病，有在气在血之分。故主张损伤一证，专从血论，但须分其有瘀血停滞和亡血过多之证。打仆堕坠，皮不破而内损者，必有瘀血。若金刃伤皮出血，或致亡血过多，治法当有不同。有瘀血者宜攻利，若亡血者兼补而行之。还要观察损伤的上下轻重深浅，所伤经络气血多少。先逐瘀血，通经络，和血止痛，然后调气养血，补益胃气。

3. 胎孕跌仆，治有不同

顾世澄引冯兆张之论，认为胎前如有跌仆所伤，须逐污生新为主，腹痛加益母草服，如痛止则母子俱安；若胎已损，则污物并下，再加童便制香附、益母草、陈皮煎浓汁饮之。如从高坠下，腹痛、下血、烦闷，加生地、黄芪；如因跌仆腹痛下血，加人参、白术、陈皮、白茯苓、炙甘草、砂仁。如胎下而去血过多，昏闷欲绝，脉大无力，用浓浓独参汤冲童便。

4. 主症不同，治法有异

顾世澄引《可法良规》（作者不详）一书诸多诊治理论，详细讨论了不同原因引起损伤的内外症状、治疗方法。提出有形器物所伤，病在筋骨；因血得热则妄行，须先伐肝清火，砭患处，和经络，则瘀血不致泛注，肌肉不致遍溃；次则壮脾胃，进饮食，生血气，降阴火，则瘀血易于腐溃，新肉易于收敛。若用克伐之剂，虚者益虚，滞者益滞。

5. 伤损之证，贵乎大补

伤损之证，贵乎大补气血，则腐肉易于溃烂，疮口易于生肌。伤损之证，最忌骨气虚惫。肾主骨，肾水足，则肝气充溢，筋脉强健，虽有伤损，气血不亏而溃敛以时。肾气一虚，水不能生木，则肝气奔腾而不下，痰气亦随之以上升，是水泛为痰之证。宜六味地黄丸或六味地黄汤加清肝之剂。

（二）病证诊治

1. 从高坠下

顾世澄认为，从高坠下，重在活血化瘀。主要引述陈士铎、陈实功的观点。从高下坠，每至气血错乱，甚至昏绝不救。治法宜逐其瘀血，佐以疏通气机之品，则血易散而气易开；倘徒攻瘀血，则气闭不宣。若未经损破皮肉者，必有瘀血流注脏腑，故人昏沉不醒，以独参汤救之。寻常坠堕轻者，红花活血汤调之。

顾世澄还提出了从高坠下病证的独到治疗经验。如瘀血攻心，用淡豆豉一合煎汤饮之；或生姜汁同麻油和匀温服之；再将净土五升蒸熟，以旧布重裹，分为二包，更换熨之，痛止即已。如气绝沉重，撬开口以热尿灌之，用半夏末吹鼻，以艾灸脐，将被伤人盘足坐住，提起头发，使气从上升。

2. 破伤风

破伤风，是因皮肉损伤，复被外风袭入经络，渐传入里，以寒热交作、口噤不开、角弓反张、口吐涎沫为主要表现的外伤疾病。顾世澄集朱丹溪、冯兆张、陈实功诸家之论，认为破伤风是因出血过多，或风从疮口而入；或疮早闭合，瘀血停滞于内所致。血受病而属阴，始虽在表，随易传脏，势急则非常药可治。初受在表者，宜用发散，用全蝎兼以风药防风；或以万灵丹发汗，令风邪反出；再以玉真散患上贴之，得脓则吉；如汗出前证不退者死。

3. 杖疮

杖伤多血滞气壅，经络满急，故肿痛尤甚。顾世澄又引申斗垣、陈士铎之论，提出受杖伤者常因哀痛号叫而伤气，另有因受冤遭陷者，冤气在心则肝叶开张，肝气急填之，尤善引血入心，常易促死。因而，诸多医著中，除记录外伤治法用药外，也多论及杖伤后气血攻心的急救之法。申斗垣提倡热尿灌之之法。陈士铎创卫心仙丹，以大黄、红花、丹皮、木耳、白芥子、当归、生地黄、桃仁为方内服，外用护心仙丹；内方使恶血尽散，外方使死肉速生。陈实功总结临证经验，提出杖疮已破肉者，以清凉膏敷之，疼肿即消；未破瘀血内攻者，用针放出内蓄瘀血，再以大成汤下之，便通自愈；如伤处瘀腐，已作痛疼者，玉红膏搽之，自然腐化生新而愈；辱刑重刑，难受之时，宜预服铁布衫丸方。以上种种，皆可供临证参考。

4. 汤泼火伤

汤泼火伤，轻则成疮，重则致死。顾世澄引述陈实功观点，指出此患原无内证，皆从外来，有汤火热极，逼毒内攻；又有外伤寒凉，邪毒炽盛入深，外皮损烂。如毒气入内，烦躁口干，二便秘涩。但凡水火之气，当分其势而利导之，切不可骤用冷汁淋沥，凉药涂敷，热毒得冷，更深入骨而难瘥。顾世澄也提出，凡被火伤之人，宜用羌活一两煎服；俾火毒得汗外泄，庶免内攻。

顾世澄又据其临证经验，提出了各类治疗汤泼火伤的验法。如被火伤闷绝者，急用轮回酒或童便灌之，或温水和蜜灌之；甚则用酒烫热，入浴缸内，令被伤人浸酒中，极重不死。若发热作渴，小便赤涩，用四物汤加连翘、栀子、甘草滋阴养血，以消其毒。若伤处死肉而不作痛者，用四君子汤加当归、川芎、连翘，健其脾胃，以消其毒。若伤处死肉不溃，用八珍汤加白芷，补气排脓。如不应，加肉桂；如不敛，用四君子汤加当归、川芎、黄芪健脾养胃生肌；不应，加炮姜。若小儿被伤，用四君子汤加当归、川芎、山栀健脾胃，清肝火。若食后被伤，腹胀作痛，用四君子汤加山栀、神曲、山楂壮脾胃以消之。

5. 金疮

顾世澄集陈实功、程钟龄等多位医家的临证经验，提出大凡金疮及折伤坠堕内损者，必有瘀血停积，宜先逐去瘀血；若亡血过多，则调养气血为主。金疮血出不止，若素怯弱者当补气，若素有热者当补血，若因怒当平肝，若烦渴、昏愦当补脾气，若筋挛搐搦当养肝血；若投药不应，当用地黄汤以滋肾水。忌见风及服止血伤筋等味。其人若渴，务要忍着，宜进干燥并肥腻等物以止渴，切不可食咸，过饮浆水稀粥。

除内治法之外，针对金疮致使肠断者，顾世澄提出了外治法的要点。金疮肠断者，视病浅深，各有生死。肠一头见者，不可连。肠两头见者，可速续之，先以针线如法连续断肠。肠但出不断者，作大麦粥取汁洗肠，以渍纳之，且作粥清，稍稍饮之。

七、五官疾病

（一）眼部疾病

1. 辨治特点

（1）重视五轮八廓学说

目乃五脏六腑精气汇聚之处，眼可分为五轮，五轮配五行，分别与五脏相应。八廓理论又将眼分为八个区域，八区亦与脏腑相应。五轮八廓理论，将眼与脏腑全身的内在联系，形象地展现出来。书中详细描述了五轮的病变特点，抓住每轮病变的症状、证候类型、易感病邪与五轮的五行属性、所通脏腑的内在联系，比较系统地分析了病变机制。例如，血轮通心，属火，多见热证，眼部症见赤脉侵睛，眼痒涩而眵多。若火热之邪累及小肠，在下可见小便赤淋。有五轮八廓理论的指导，在眼病诊察时，可将眼睛局部病变与全身症状相互联系，综合分析眼病的内外病因。眼与全身为一整体，治疗中可针刺眼部穴位治疗周身病变，也可通过调治脏腑功能治疗眼部病证。

（2）注重经络理论在眼病辨治中的运用

《灵枢·口问》:“目者，宗脉之所聚也。”《灵枢·邪气脏腑病形》:“十二经脉，三百六十五络，其血气皆上注于面而走空窍，其精阳气上走于目而为睛。”眼与脏腑的密切联系，离不开经络的上下内外沟通作用。手足三阳经交会于头面部，直接与眼发生联系。三阴经虽然不直接到眼睛，但支络、别络、经筋、皮部等，可间接联络眼周。《疡医大全》根据各经脉在眼的分布规律，详细记述了眼部疾病的各经病症表现，故可根据疾病症状所在部位，推知疾病发生与何脏何腑有关。据经络循行规律，诊察经络所过之处兼症，也可为眼病诊治提供参考。

（3）辨治因人而异

每人先天禀赋不同，形体也各有特点，患病时的表现也多有差异。《疡医大全》继承前人观点，认为瞳仁大小因人而异。如患内障疾病时瞳仁大者翳大，瞳仁小者翳小。辨翳之时，应先辨别瞳仁大小，这对后续治疗具有重要指导意义。在金针拨内障时，大小圆翳的进针深度不同。若翳大针浅，则翳不能落；翳小针深，则损伤眼睛。

（4）眼病治疗内治外治并用

关于眼部疾病治疗，《疡医大全》记载了多种疗法，如针刺法、内服方药法、金针拨障法、洗眼法、点眼法、吹鼻法等。在用药方面，顾世澄据临床经验提出："凡治时眼，七日内切勿就用当归、菊花。若用早便难速愈，此专门眼科秘法也。"还指出金针拨障之后，"忌用川芎，恐行血作痛"。《疡医大全》中详细介绍了针具制作、保存、金针拨障法的前期准备工作、具体手法及术后调护的内容。然而在术前准备方面，顾世澄仍保留了画符、咒语这些内容，客观地反映了古代外科疾病治疗中医巫相混的情况。

2. 病证诊治

（1）内障主病

①大圆翳：顾世澄认为，大圆翳先由肾水亏损，后由恼怒伤肝所致。眼属脏腑而以肝肾为本。肾为水之源，眼为水之精。色欲过度，肾水衰弱，不能生养肝木，亦不能荣养眼珠；加以七情暴怒，心胸热气上冲入脑，脑脂不固，下注于目，凝滞遮盖于瞳仁前，结成内障。起时眼前常见垂蟢飞蝇，薄雾轻烟，不疼不痛，渐渐失明，先从一眼，久后相传。其脂青白色，所禀父母胎元，瞳仁大者，其翳即大，故曰大圆翳。初宜服冲和养胃汤、石斛夜光丸。年久宜用金针拨之。

②小圆翳：顾世澄认为，此病证与大圆翳受病相同，俱因欲怒致伤肝肾，热气上冲，脑脂下注，结成青白翳，遮盖瞳仁。瞳仁神水通注于胆，

脏腑平和，气血循环，胆汁通流于上，则能鉴照万物。肝肾既伤，热气上冲不散，胆汁不能流通，是以脂凝成障。名曰小圆翳，是因其所禀父母胎元，瞳仁小，脂即小之故。虽可见光，不辨人形。初起宜服冲和养胃汤、石斛夜光丸。年久宜鼠尾金针拨之。

③瞳仁散大：瞳仁散大，皆因肝肾亏损。大怒伤肝，恐伤肾，肝肾受伤，则瞳仁散大；瞳仁属肾，乃气之所聚，怒伤则气散。初起昏如雾露中行，渐空中有黑花，睹一成二，久则光不收，遂为废疾。乃因神水渐散，终至尽散。初宜冲和汤、夜光丸去肉苁蓉，倍加五味子；俟少有光，兼服千金磁朱丸。此乃虚证镇坠之药，不宜服早，恐坠元气。若气为怒伤，散而不聚者，服益阴肾气丸。

④瞳仁紧小：瞳仁紧小内障，因肾水亏弱，相火强盛；水弱火盛，则水受火制，故瞳仁渐渐紧小。以五轮论之，瞳仁属肾水。初起无痛痒眵泪之症，但觉羞涩，瞳仁毛缺，肝水青黄，宜服还阴救苦汤，御抑相火。夜光丸补肾壮水。若日久不节色欲，不避劳苦，忽加眉骨酸痛，必致瞳仁小如菜籽，内凝脑脂，或黄或白，则不可治。

⑤小儿胎元内障：顾世澄认为，此证皆因母怀孕时，有暴怒惊恐，兼饮食乖违，将息失度，母食面食五辛炙煿之物，并服诸毒丹药，积热在腹，内攻小儿损目，及生二三岁后，不言不哭，都无盼视，父母始觉；及长成方知内障，内有翳青白色遮盖瞳仁，若辨三光，有用金针可拨者。

（2）外障主病

①迎风流泪外障：此证皆因肾肝亏损，肝虚则泪不收。泪者肝之液，目乃肝之窍，液之道；肝木生于肾水，水衰不能生木，母子两虚；邪火内燔于目，外遇风吹，肝木为其摇动，是以液道开而泪不收。初起无他证，惟浸浸泪出，拭去又流，经冬病者多年久，不分四季，宜服四物补肝散、育神夜光丸。

②暴风客热外障：此证皆由肺火壅塞，热气上冲，以致白睛陡红肿壅起，乌珠内陷，日夜肿胀，疼痛泪出难睁，宜服清金桑皮散。肺经火盛热结，白珠红肿，微觉胀疼，近黑珠边起一二小泡，大便干结者，宜泻肺汤。

③白翳花陷外障：此证皆因七情五贼，饥饱劳役，损伤脾胃，兼之肝血不足，以致睛疼如刺，眼睫无力，常欲垂闭，泪出羞明，珠上即生白翳陷下，如粟米鱼鳞之状。先服柴胡复生汤；珠痛者，服当归养荣汤；瘾涩难开，服当归活血汤；元气虚弱者，服补中益气汤。

④血灌瞳仁外障：此证皆因肝心火盛，载血上贯目中。心者君主之官，神之舍，属火宜静。或因大惊伤心，大怒伤肝，心神散乱，以致火性妄动，载血错经，妄行灌注于目，遮蔽瞳仁，红色不分黑白，疼痛难睁，惊狂骂詈，如见鬼神。目乃五脏六腑之精华，荣卫魂魄之所常营，亦神气之所主。神乱则魂魄散，故言语狂乱。治法宜急砭迎香穴即愈。初病一二日，红色即可砭；若日久如圆眼核紫黄色，则不治。

⑤肉攀睛外障：此证初患赤眼，临风不避辛苦，延久而成；或因热足下于冷水；或因站立行房，致伤阳跷经络，其脉起于足，上行至头面属目内眦，此经既伤，内眦即生赤脉如缕，缕根生瘀肉，瘀肉生黄赤脂，脂则横侵黑睛，渐蚀神水；或兼锐眦而病者，合于太阳经。治法：未蚀黑珠者，服胜风汤加蔓荆子、拨云退翳丸；有热兼服还阴救苦汤。已蚀神水者，另有割法。

⑥妇女经水过多外障：此证皆因行经去血过多，或血崩漏血，产后下血过多，以致肝脾亏损。肝藏血，脾统血；二经既伤，则血少火盛，遂有上炎之患，攻冲头目；致令头痛目暗，珠疼泪流，赤涩生翳，如粟米、鱼鳞陷下。先服芎归补血汤、四制香附丸，点琥珀散、八宝散。

⑦妇女经血逆流外障：此证皆因心脾伤损。凡室女、童子积想在心，不得遂志，思虑过度，多致劳损心神；男子则神色败；女子则经水闭，邪

火上炎，逼血错经妄行，逆注于目，乌珠上下红如血灌；甚者乌睛周遭如胬肉生起。若血翳包睛相似，须服通经破血汤，使翳膜自消而经血调顺后，点琥珀散并八宝散。

（二）耳部疾病

1. 辨治特点

（1）强调脏腑虚实

耳部疾病的常见外因为风、湿、热邪，内因主要是情志、饮食、劳逸失调等导致脏腑产生火、痰、湿、瘀、虚。五脏藏精气而充养各官窍，肾开窍于耳。耳虽为足少阴所主，然人身十二经络，除足太阳、手厥阴，其余十经络，皆入于耳。顾世澄在耳病的诊治中，尤为重视耳病与脏腑的联系及耳病的虚实辨证。

在耳部诸多疾病中，由外因引起的疾病多见实证。如风热侵袭三焦经的耳发疽，足少阴、手少阳二经风热上壅的耳痔、震耳、缠耳。病及肝胆多见火热、湿热证。如因纵怒纵酒引起湿热蕴肝的耳痈病，肝经郁火的脓耳，少阳火热的耳聋。耳病内生湿、痰、瘀，多影响心脾二脏。如气血亏虚、精亏阴虚多见于脾、肾、心失调。再如，气血俱虚、脾胃虚弱、心肾不交的耳聋，肾阴亏虚、心肾不交的耳鸣等。顾世澄所论耳部疾病，外因多实证，内因病及肝胆多实证，病及心脾肾多见虚证。在辨证中，顾世澄尤为重视虚、实的辨别，如其转引冯兆张的观点，指出耳部主要疾病，如耳痛、耳鸣、耳痒、耳脓、耳疮的辨治，当分寒热虚实而治之，不可专作火与外邪。如耳鸣以手按之，鸣响减弱为虚，按之愈鸣者为实火。耳聋多因火起，火邪又可分有余之火和不足之火。

（2）重视病程分期

在耳部疾病的分析中，顾世澄非常关注疾病不同分期时的病证表现、病变机制，并制定相应治疗原则。如在耳痈的论治中，顾世澄将该病分为初起、脓成、已溃、脓尽四个阶段；治法上，初起疏肝清热，脓成解毒清热，已溃益气凉血，脓尽补虚除热。再如，耳聋分新聋、久聋。顾世澄引冯兆张之说，指出“新聋多热，少阳、阳明火多故也；旧聋多虚，肾常不足故也”。因而，新聋治宜清风散热，久聋治宜滋肾通窍。同一病证，所处病程不同，其病变机制也随之改变，治疗方法也当有所不同。顾世澄在不同耳病的治疗中，尤为重视疾病不同病程的病理变化，以及老人、孩童、产后、久病等特殊体质患者的不同病变表现，并据其特点采用适宜的治疗手段。

2. 病证诊治

《疡医大全·卷十三·正面耳颏部》记录了十八种耳部疾病。包括耳痈、耳发疽、耳后疽、耳疔、耳痟、震耳、缠耳、脓耳、耳风毒、耳蕈、耳痔、耳痛、耳痒、耳衄、黄耳、耳聋、耳鸣、耳根毒。

（1）耳痈

顾世澄指出，耳痈之证，痈者壅也，与脓耳初起不同，非醇酒炙煿，即怒火遏郁；更有色欲过甚，真阴耗竭，相火亢盛，或肝胆火逆；是以耳窍壅肿，耳根焮热胀痛。初起俱宜栀子清肝汤、加味逍遥散；如内脓已成，用四妙汤去黄芪加白芷、丹皮；已溃出脓者，用八珍汤去川芎加银花，脓尽换用地黄汤加麦冬、牛膝自愈。外治内已有脓，用红升丹少少提之。耳门不可贴膏药遮挡闭窍。耳畔红肿，用黄敷药敷之自消。

（2）耳发疽

耳发疽生于耳轮，六七日渐肿如桃，或如蜂房之状，或赤或紫，热如火痛彻心。顾世澄转引王肯堂和申斗垣的观点，指出耳发疽主要是由于手少阳三焦经感受风热邪气所致，病位在耳，也是足少阳经所过之处。该病十日，刺出黄白脓者，生；刺之无脓，时出鲜血，饮食不下，神昏狂躁者，死。

(3)脓耳

顾世澄转引诸家观点，认为此证形成主要分为三种：其一,三焦、肝风妄动而成，大人有虚火、实火之分，小儿有胎热、胎风之别。虚火者，耳内蝉鸣，出水作痒，耳外无肿；实火者，耳根耳窍俱肿，甚则寒热交作，疼痛无时。其二，小儿患此病，可因父母不谨，故先天火毒攻冲，脓臭流处成疮，宜化毒滋肾。其三，少阳胆气不舒，而风邪乘之，火不得散，故生此病。治法上，宜舒发胆气，佐以散风泻火之味。

(4)耳聋

耳聋病因病机有多种，顾世澄集各家之论，主要可分为以下几种：一是因于火。可包括暴怒之乍乘，或情欲之自肆，或因有余之火，或因不足之火。二是因于气闭。有因怒伤及肝，痰因于火；或一时卒中，或久病气虚；治宜舒郁调血，用导引宣通之法。三是因于风。风入于脑，停滞于手太阳之脉，则令气塞耳聋。四是因于气血虚。大病后而耳聋，是血枯而气弱，当服地黄丸。五是因于热。左耳聋者，少阳火，龙荟丸主之；右耳聋者，太阳火，六味丸主之；左右耳俱聋者，阳明之火，通圣散、滚痰丸主之。六是因于肾精亏。耳中如针之触痛者，乃肾水耗，肾火冲之，火冲不出，则火路闭塞不通，因而成聋，益水平火汤主之。也有耳聋并不疼者，此大病后或年老之人多见。因肾火闭而气塞，法当内外兼治，大补心肾。

新聋多热，少阳、阳明火多之故；旧聋多虚，肾常不足之故。一宜清风散热，一宜滋肾通窍。如大病后，又宜补阴降火。

(5)耳鸣

从顾世澄所辑资料可见，耳鸣有多种表现。一是阴虚耳鸣，症见手足心热，口渴肠燥，两尺脉大，时或作痒，治当滋阴疏肝为主。二是因痰耳鸣，症见气壅口燥，不痛耳痒，体重脉弦，宜二陈汤、竹沥之类。三是心肾不交耳鸣，心劳则火上炎，气结则不下降，遂有耳鸣耳闭。四是肾虚肝实耳鸣，耳中闻蚂蚁战斗之声音，此乃肾水耗尽，又加怒气伤肝所致，宜止喧丹主之。

顾世澄提出耳鸣的用药经验：高年之人，肾水已竭，真火易露，故肾水之气易出难收，浮越上窍。治高年逆上之气，全以磁石为主，取其重能达下，性主下吸，兼用地黄、龟胶群阴之药佐之，更助五味子、山萸之酸收之，令阴气自旺于本宫，而不上触于阳窍。

（三）鼻部疾病

1. 辨治特点

（1）重视症状观察

鼻为清阳之窍，居于面中，许多经脉循行于鼻周，如手足阳明经、手足太阳经、手足少阳经、督脉、任脉、冲脉、阴阳跷脉，诸经将鼻与全身脏腑联络为一体。顾世澄详细地描述了据鼻部症状分析病变属性的方法。鼻色青，主腹中痛，苦冷者死。鼻色微黑者，有水气。鼻色黄，主小便难。鼻色白，主气虚。鼻色赤，属肺热。鼻色鲜明者，有留饮。鼻孔干燥者，必衄血。鼻色燥如烟煤者，阳毒热极。鼻孔冷滑色黑者，阴毒冷极。鼻流浊涕者，属风热。鼻流清涕者，是肺寒。鼻孔癖胀者，肺热有风。黑气入耳、目、鼻、舌者死。

（2）祛邪不忘扶正

鼻部疾病不外乎内、外之因，外邪以风、寒、湿、热、燥为主，内因与饮食不节、酿生湿热及情志郁火等有关。此类因素所致疾病多见邪盛为主实证。邪盛当祛邪，在诸多实证治疗之中，顾世澄尤为注重对正气的保护。如肺经蕴热所致的鼻疽用药中，在银花甘草汤中加入麦冬、天花粉、贝母、当归等药物，清热不忘补阴，并强调有忧思内伤之因时要保固肺脾，忌用败毒清凉损气伤脾之药。再如，肺胃火热鼻疮的治疗中，选用石斛麦冬汤或六味地黄汤加麦冬，同样采用了滋阴扶正兼以清热的治疗法则，祛邪同时不忘固护因热所伤之阴气。

2. 病证诊治

（1）鼻疽

鼻疽初起，鼻柱壅肿，两窍不通。顾世澄认为，该病主要是因蕴热嗜饮而成。忧思损伤脾肺，或过食五辛，嗜饮炙煿，致使肺经蕴积热邪。提出用银花甘草汤加麦冬、天花粉、贝母、赤芍、当归，以清肺热，稍分其炎燔之势。如忧思内伤而成者，又当保固肺脾为主。强调败毒清凉损气伤脾之药，均不可滥施。

（2）鼻疔

鼻疔生于鼻内，痛引脑户，不能运气，胀塞鼻窍，甚者唇腮俱肿。初起二三日，神思困倦，筋骨酸痛；四五日，寒热交作，毒气攻心，头面肿大；八九日，呕逆昏迷，痰升气促，十难救一。顾世澄总结诸多医家观点，提出鼻疔之形成，主要是忧郁伤肺，或房欲传肾，火乘金位，燔灼所致。

（3）鼻疮

鼻疮是以鼻内皮肤红肿、疼痛或干痒、结痂为主要症状的鼻病。鼻为肺之窍，顾世澄认为，肺有蕴热，或醇酒炙煿，胃热熏金，或肺火亢甚，可致鼻窍生疮，燥裂作痛，多起赤靥。可选用石斛麦冬汤，或六味地黄汤加麦冬，两方皆具有养阴清热之功。鼻疮热盛伤阴，阴虚血燥，故鼻内干痒、皲裂，由选方可知，顾世澄治疗鼻疮，重视滋阴扶正兼以清热的治疗法则。

（4）鼻渊

鼻渊以鼻流浊涕，量多不止而得名，是鼻部常见疾病之一。顾世澄汇集了冯兆张、陈士铎、李东垣、朱丹溪等多位医家关于此病的论述，提出该病有寒热、缓急之不同。清水流出而不痛者，为寒；若流黄臭水而痛者，为热。该病久而不愈即转为慢性，称为脑漏。热属实证，寒属虚证。在用药方面强调，热宜清凉之药，寒宜温和之剂；若概用散而不用补，则损肺气而肺益寒，愈流清涕。

鼻渊之病因病机有多方面，顾世澄所引诸家医论中，包括胆热、肺经蕴热、湿热上蒸、脾肺气虚、肝肾亏虚等多种。

《素问·气厥论》："胆移热于脑，则辛頞鼻渊。"后世医家多从此说。伤热不散，或寒久郁而成热，皆可致肺经蕴热，鼻窍不通，发为鼻渊。因而，治当清肺降火为主，佐以通气之剂。风寒凝入脑户，与太阳湿热交蒸而成鼻渊，治以藿香汤。日久虚眩，内服补中益气汤、六味地黄丸，以滋化源。该病亦可因饥饱劳役损伤脾胃，气弱不能上升，邪塞空窍而发，治当养胃实营，以补中益气为主。风热烁脑而液下渗，或黄或白，或带血如脓状，此属肾虚之证。肾阴虚而不能纳气归元，故火邪上迫肺金，津液不得降而转浊为涕。肾肝愈虚，有升无降，病愈加沉重。治疗用药，以滋肾清肺为君，开郁顺气为臣，补阴养血为佐。

（5）鼻衄

鼻衄即鼻出血，其致病原因有多种。顾世澄主要转引冯兆张与张介宾之论，认为鼻衄是由心或肺或胃蕴热过极，迫血妄行，上干清道所致。若因风寒暑湿，流传经络，涌泄清道而致者，皆外所因；积怒伤肝，积忧伤肺，烦思伤脾，失志伤肾，暴喜伤心，皆能动血随气上溢，皆内所因；饮食过多，炙煿辛热，或坠车损扑而致者，皆不内外因。杂病衄血，责热在里；伤寒衄血，责热在表。

顾世澄强调，产后口鼻黑气及见鼻衄，为不可治之证。因五脏之华，皆上注于面，凡色红赤者，阳热之生气；青黑者，阴寒之绝气。口鼻为阳明多血多气之部，而见阴寒惨杀之气，则胃中阳和之气衰败。复至鼻衄，则阳亡阴走。胃绝肺败，阴阳两亡，故不可治。

（四）口齿疾病

1. 辨治特点

（1）据牙齿位置辨脏腑

顾世澄在牙病辨证诊病时，注重不同区域牙齿与脏腑的联系，根据病变牙齿的位置分析病变相关脏腑。顾世澄根据《外科正宗》所论，总结牙齿与脏腑的联属关系：上四门牙属心，下四门牙属肾，上二侧牙属胃，下二侧牙属脾，上左尽牙属胆，下左尽牙属肝，上右尽牙属肺，下右尽牙属大肠。

（2）据牙痛症状辨病因

牙痛是口腔最为常见的疾病，牙痛的具体症状表现，往往据病因的不同而有很大差异。在牙痛的诊断中，顾世澄转引冯兆张之说，详细描述了牙痛的不同表现与病因的内在联系。风牙痛者，遇风发作，浮肿随后生痛。火牙痛者，齿根必牵扯腮齦，阵阵作痛，时发时止。湿热牙痛者，其患腮齦浮肿，甚则牵引太阳，疼连颊项，口中热气，大便结燥。虫牙痛者，因喜食甘香，湿热化虫，攻痛频痛。齲齿者，乃风热相搏，忿怒劳顿，牙根肿痛。骤发大痛者，多属龙火。齿燥无津液者，是阳明热极。齿如热者，病难治。前板齿燥，兼脉虚者，是中暑。

2. 病证诊治

（1）牙痛

牙痛的病因有多种，顾世澄总结转引各家观点，指出牙痛可分为以下两种：一是脏腑火旺牙痛。症见牙齿疼甚不可忍，每至呼号，泪涕交出。此类火有虚实，实火起于腑，虚火动于脏。实火常见胃火、心包火。虚火常见肝、脾、肺、肾诸经之火，当分经以别之。其中，以胃火、肾火，为实火、虚火之代表。胃火牙痛，牙疼日久，牙床腐烂，饮食不能用，日夜呼号，是因胃火独盛上升于牙所致。身中之火，惟胃最烈，火在何处，即于所在之处受病。治宜加减竹叶石膏汤。肾火牙痛，牙疼至夜而甚，呻吟不卧者，此肾火上冲。此属虚火，非实火。二是虫蛀牙痛。贪食肥甘，齿牙破损作痛。过食肥甘，则热气在胃，胃火上冲口齿，湿气乘之，则湿气相搏而不散，则生虫于牙。

（2）牙漏

顾世澄认为，牙漏之患，主因心胃火郁，肾阴消涸，或心事郁遏。牙漏多起于上门牙龈，或下门牙龈上。初则高肿作痛，久则上现黄疱，破后出脓渐安。虽然出脓，其口难完，细如针孔。但遇操劳，或心绪烦扰，或煎炒烟酒过度，发则肿痛，时出秽脓，更有串至左右齿根，遂成牙漏，虽不致命，颇亦为累。初起治宜升阳散火，久则当用六味地黄汤加玄参、钗斛，多服久服，自可全愈。初治切不可妄用苦寒之药，内服外搽，致令心胃之火郁而又郁，反使火毒根株愈深。亦不可早用敛药，亦能使火毒内敛，便有腐蚀脱龈、落齿之害。

（3）口疮

口疮是以口腔黏膜溃烂为特征的口腔疾病。口为脾之窍，五味入口，藏于脾胃，运化津液，以养五气。五脏之气盛衰偏颇，在上可致口疮发生。顾世澄根据所集各家之论，提出口疮包括下列类型：一是脾气凝滞再感风热，治当清胃泻火。二是心脾蕴热。小儿阴气未生，阳气偏盛，又因将养过温，心脾积热，熏蒸于上而成疮。治宜泻心化毒，清凉为主。三是上焦实热，中焦虚寒，下焦阴火，各经传变所致。当分别治之。如发热、作渴、饮冷，实火也。轻则用补中益气，重则用六君子汤。饮食少思，大便不实，中气虚也，用人参理中汤。手足逆冷，肚腹作痛，中气虚寒，用附子理中汤。四是血虚。症见晡热、内热，不时而热，用八物汤加丹皮、五味、麦冬。五是肾水虚。症见发热、作渴、吐痰，小便频数，治用八味丸。六是虚火上炎。劳役过度，虚火上炎，游行无制，舌破口疮，当用理中汤加附子治之。

（五）咽喉疾病

1. 辨治特点

顾世澄指出，咽喉之病有数证。如单乳蛾、双乳蛾，子舌胀、木舌胀、缠喉痹、走马喉痹。其热气上行，转于喉之两旁，近外结肿，以其形似，故谓之乳蛾，一为单二为双也。其比乳蛾差小者为喉痹；热结于舌下，复生小舌，名曰子舌胀；热结于舌中，舌为之肿，名曰木舌胀。木舌者，强硬而不柔和，热结于咽喉，肿绕于外，且麻且痒；肿而大者，名曰缠喉风痹，暴发痰涎涌盛，水浆不入。

上述病名虽不同，其证总不外乎手少阴君火、手少阳相火为病。二脉并络于喉，气热则内结，结甚则肿胀，胀甚则痹，痹甚则不通而死。其危者可以咸软之，其大者以辛散之，如薄荷、乌头、僵蚕、白矾、朴硝之类，用之自可消除。至于走马喉痹，则非此等所疗，其生死只在反掌之间。急救之法，无如砭针出血，血出则病已，此乃上策。后之患者，万勿畏针以自毙其命；后之医者，·万勿执小方而曰吾药不动脏腑，不用针砭出血，小疾许获愈，而大疾必亡。凡咽喉用针后，有针创者，宜捣姜块和以熟白汤，时时呷之，则创口易合。

2. 病证诊治

（1）喉痹

喉以纳气，故喉气通于天。咽以纳食，故咽气通于地。喉痹，症见咽喉肿痛。就其病因，《素问·阴阳别论》:“一阴一阳结，谓之喉痹。”顾世澄引冯兆张的观点，在《疡医大全·卷十七·咽喉部》中“喉痹门主论”指出:“一阴君火也，一阳少阳相火也。手少阴心脉挟咽，足少阴肾脉循喉咙。其人膈间素有痰涎，或因饮酒过度，或因忿怒失常，或因房室不节。盖饮酒过度，胃火动也，富贵人多犯之；忿怒失常，肝火动也，妇人多犯之；

房室不节，肾火动也，男子多犯之。火动痰上而痰热熏灼，壅塞咽嗌之间，痰者火之本，火者痰之标，火性急速，所以内外肿痛，水浆不入。”治疗之法，急则治标，缓则治本；治标用丸散以吐痰散热，治本用汤药以降火补虚。必须以《内经》从治之法，切不可骤用寒凉，益促其危。故实火须用正治，虚火须用从治。

（2）喉痈

喉痈又称猛疽，其毒势猛烈；若过时不治，易溃穿咽嗌而死。顾世澄集各家之论，指出喉痈主要与下述原因有关：一是心肝火焰于脾肺。因毒气攻于喉间，故切忌刀针。二是胃经受热。胃气通于喉咙，胃热上蒸，其肿如黄糖李子微黄，上面红丝，外证项上痛、齿痛。咽喉红肿，瘀塞作痛，此属标病，脓自出愈。喉痈生于咽外正中，肿痛妨碍饮食，红肿发热，如必欲溃脓，软而胀痛者针之，内服补托之剂。

八、儿科疮疡病

《疡医大全》儿科疮疡病相关理论及临证经验，主要体现在以下三个方面：一是基于因人制宜的思想，阐述小儿疮疡病的特点。二是在卷三十专设“幼科诸疮部”，阐述儿科疮疡类疾病的病机、治法。三是在卷三十一至三十三，对儿科痘疹的病因病机及辨证施治等，以专论形式进行全面的阐述。

（一）辨治特点

《疡医大全·卷六·论婴孩疮疡》提出，儿科痈疽疮疡病的病因多为胎毒，往往由于其母不慎调护，致令血气壅滞而生疮肿。由于幼儿气血未充，筋骨未坚，脾胃尚脆，在治疗用药上则须有所禁忌。其一，小儿凡有痈疽，“只宜内托内疏汤剂，和缓之药，不可用大猛峻之剂，有伤胃气”。其二，

“外有无辜疳毒，不同大人治法，只宜消疳大补之剂即安”。其三，“婴孩皮肉娇嫩，不可轻用白降丹，不但疼痛难经，且易焮肿吓人。”其四，“小儿疮毒，切勿妄用水银、轻粉、硫黄，收敛毒气，每致杀人”。

（二）病证诊治

《疡医大全》所列儿科疮疡病，包括小儿初生无皮、小儿初生遍身鱼泡、小儿初生梦生（小儿生下不能发声，谓之梦生）、小儿初生黄肿、小儿初生鼻塞不通、小儿初生谷道不通、小儿初生小便不通，还有胎毒、胎瘤、奶癣、羊胡疮、肥疮、黄水疮、白蛇串、白秃疮、赤游丹、香瓣疮、炼银疮、洇尻疮、面上热毒恶疮、暑疸、疖子、软脓疖、痱疮、燕窝疮、蓐疮等。其中既有典型的外科疮疡病，亦有属于儿科杂证范畴者。

1. 小儿初生诸病

《疡医大全·卷三十·幼科诸疮部》中，分列小儿初生无皮、小儿初生遍身鱼泡、小儿初生梦生、小儿初生黄肿、小儿初生鼻塞不通、小儿初生谷道不通、小儿初生小便不通各类杂症。小儿初生无皮的病因，为子在母腹中时，其母食五辛等物；或父母曾患梅疮，生子浑身无皮，或头面半体无皮，病名为皮疮，可以玉粉散外用。玉粉散方：滑石水飞一两，甘草三钱，冰片二分，研细扑之。小儿生下遍身如鱼泡，碎则成水流渗者，密陀僧研细干掺，后服苏合香丸。孩儿生下不能发声，谓之梦生。其病因为婴儿受母胎中热毒，心寒气闭，初生落地之时即无声，可速服延寿丹少许即愈。或以暖水一器灌之，须臾自啼。或以葱白徐徐鞭之，即啼。小儿初生，遍身黄肿如胆，眼闭呻吟腹胀，乃因母怀胎之时，服寒凉克削之药太过所致。小儿初生，鼻塞不通，乳不得下，可用猪牙皂角、草乌各等分，研细用葱涎调成膏，涂囟门上即通。

另有小儿初生谷道不通一病，古人认为是因内有薄膜遮住，胎粪不能屙下，通之胎粪自利可生。顾世澄结合自己的临证经验，提出“有一种肛门长皮并无窍眼者危，有用金刀割开，胎粪自利，亦有生者。必须知觉早，方能有救；若迟延，胸腹胀突，面色青白，不能吮乳者，不治”。(《疡医大全·卷三十·幼科诸疮部》“小儿初生谷道不通门主论”）其举案例如下：曾有一儿肛门内有一隔膜，大便泻时尚不啼哭；遇大便干结时，必啼哭喊叫，面色紫涨，挣下大便如刀劈开者。三四岁时一医以金刀割开隔膜，出血时以黑药止血，不过焮肿数日全安。小儿初生谷道不通门急救方：用葱头一个，去须留涎，蘸麻油润入肛门内，胎粪自利。另有一外治法，以戥杆蘸油润入肛门，自通。又有小儿初生小便不通门，可用人乳四合、葱白一寸同煎，分为四服，小便即通。

2. 胎病

《疡医大全·卷三十·幼科诸疮部》所述小儿在母腹中所受胎病，主要包括胎毒与胎瘤两种，另有奶癣，也认为与先天因素有关。胎毒主要是父母杨梅疮后遗毒，或母食辛热厚味遗毒于胎，令子生疮。顾世澄对历代有关小儿胎病的理论予以汇总，提出小儿遗毒烂斑，乃未生前在于胞胎禀受，或因父母杨梅疮后遗毒；既生之后先发红点，次成烂斑；甚者口角谷道，眼眶鼻面皮肉俱坏，多妨乳哺，啼叫不安。初治宜早用土茯苓汤调人中黄末，每日数次，共饮四五分；外用解毒紫金丹磨涂患上。效者可保十之三四，迟则烂斑遍身不乳，百难治一二，此根蒂受毒之深也。

小儿生半岁或一二岁，忽身上手足肚腹，头面臂上长成大疮，久变为毒，百计治之不效，此非儿毒，乃父母之毒。当日结胎，或感杨梅毒气，坐胎之后，或感淫气火邪，以至贻害小儿。治不得法，多半死亡。用金银花二两，生甘草、天花粉、黄药、锦地罗各三钱，人参二钱，水煎服，二剂毒全消。倘外口不愈，另有外治，用蜗牛、生甘草、儿茶、樟脑、黄丹、水粉、枯矾各三钱，冰片、轻粉各一钱，地龙粪五钱，麝香三分为细末，麻油调敷，数日疮内生肉，疮口外敛。轻者用煎方，不必外治，重者内外合治，无不速痊。

小儿遗毒烂斑，乃在胎胞禀受，故既生之后，热汤洗浴，烘熏衣物，外热触动内毒始发。小儿胎中遗毒，患赤剥杨梅疮并无皮，脓血淋沥，疮疡名曰竹衣乖，竟有胎胎皆然者。胎中受母热毒，致生胎毒病证。三朝、一七、十日、半月之日，最难救治；五六日犹难，速服延寿丹豆大三粒，即愈。胎毒主方，以儿茶五钱焙研，犍猪胆汁调匀，煎滚冷定，将疮用甘草汤洗净，敷之。

胎瘤为初生小儿头上及胸乳间瘤块。初生小儿头上、胸乳间肿起，大如馒首，小似李梅，此乃胎中瘀血凝滞而成。须候小儿盈月以外，方可用针刺破，内如赤豆汁乃安。内服五福化毒丹。胎瘤又有因胎前孕妇积热，以致胞热，更兼血瘀结滞而成。初如李核，渐大如馒，色紫微硬，漫肿不甚疼痛。如婴儿初生即有者，候过盈月，熟透方可针之，放出赤豆汁或脓汁，其肿即消。若盈月后生者，必待脓鼓熟透再针。又有奶癣一病，其发病，古人亦认为与胎中受邪有关。儿在胎中，母食五辛，喜食炙煿，遗热与儿，生后头面遍身发为奶癣，流脂成片，睡卧不安，瘙痒不绝，治以文蛤散。

3. 诸疮

（1）肥疮

肥疮由胎毒而成者少，因饮食之后油手摩头，或枕头不洁而成者多。

主方：胡黄连、轻粉、雄黄（各三分）、胆矾（二分）、枯矾（一钱）、猪蹄鞋（三个，煅存性）。制法：研细。将疮洗净搽之。

（2）黄水疮

黄水疮，为头面耳项忽生黄泡，破流脂水，顷刻沿开，多生痛痒。此因日晒风吹，暴感湿热；或内食湿热之物，风动火生者有之。

主方：四味异功散：松香（炼老）、生矾、枯矾、银粉。制法：各等分研细。先将猪汤或米泔水熬洗，去净疮靥，拭干秽水，干则麻油调搓，湿则干掺。

（3）蛇串疮

蛇串疮多起于腰间，若不急治，则疮形灰烂，首尾搭头无救。

主方：劈毒立消丹（吴羹相）。治白蛇缠并蛇蝎蜈蚣疯犬咬毒，肿痛垂危者。雄黄（一钱五分），麝香、冰片（各一分），牙硝（二钱）。制法：上药端午时虔诚修合，遇证点男左女右眼大眦内，痛一盏茶时即止。其肿渐消，其痛渐止，三日痊愈。

（4）白秃疮

白秃疮俗名瘌痢，乃剃头时腠理司开，外风袭入，结聚不散，以致气血不潮，皮肉干枯，遂成白秃疮，久则发白脱落。

关于此病，书中列有许多方剂，以外用法居多，可供临证参考。如“黑桑椹子入瓶晒二十一日，化水洗之”。“香油一斤入活蜈蚣十条，浸一月，晒二三日，收藏鹅翎搅之”。“干蜈蚣不拘多少，入瓶内真麻油浸一七，将头剃净，用油搓之”。“百草霜研细，麻油调搽”。“鸡蛋一个，麻油二两，煎枯取油，用尖槟榔粗碗底磨化，加硫黄、花椒末各三分，搅匀搓之”。（《疡医大全·卷三十·幼科诸疮部》“白秃疮门主方”）

（5）香瓣疮

香瓣疮，又名浸淫疮，初生甚小，先疮后痛，汁出浸淫，湿烂肌肉，延及遍身，多生面上耳边。

主方：羊须、荆芥、干枣（去核，各煅存性，二钱）。制法：研细入铅粉五分，每用少许油调，先以温汤洗净拭干，涂上即愈。

（6）炼银疮

炼银疮，即面洇疮。是母受胎之日，喜食酸辣及邪味过度，多生此疮。

（7）洇尻疮

初生小儿，绷缚手足，颐下颊、肢窝、腿丫内湿热之气蕴积，洇烂成疮。此乃乳母看顾不到所致。

主方：不可用他药，只用伏龙肝一味，不拘多少，研细干掺，以纸隔之。

（8）面上热毒恶疮

面上生疮。

主方：胡粉、轻粉、松香（各等分）。研细，鸡蛋黄煎，油调搽。

（9）痱疮

痱子乃暑气伤热而生。

主方：绿豆粉（微炒，四两）、滑石（五钱），研匀扑之。

（10）燕窝疮

脑窝项后生疮，名燕窝疮，此足太阳膀胱经湿热所生也。

主方：可选用申斗垣燕土丹：烟胶（一两）、燕窝土（三钱）、轻粉（一钱）、枯矾（五分）。制法：共研细，清油调搓患上神效。

（11）蓐疮

凡小儿百日内生疮，名曰蓐疮。由胎毒所致。从身渐延至头，齐眉癞遍则愈；若从头渐至腹者难治。宜内服犀角丸以化其毒。

主方：犀角丸（钱青抡），治胎毒蓐疮。药用天竺黄、防风、羚羊角、全蝎（酒洗）、白僵蚕、羌活、明天麻、京墨（煅微烟为度）、川黄连、犀角、胆南星、麻黄、犀牛黄（各等分）。制法：为细末，蒸饼打糊为丸芡实大，朱砂金箔为衣，每服一丸，薄荷汤下。

4. 其他

在论述诸疮病时，夹有赤游、暑疸、疖等几种常见小儿皮肤病。兹将其主论与主方简要分述如下：

（1）赤游丹

所谓丹毒，是指人身体忽然变赤如丹之状，故谓之丹毒。丹毒，或发于手足，或发于腹上如手大，皆风热恶毒所为。重者，亦有疽之类。若不急治，则痛不可忍；久则坏烂，出脓血数升。若发于节间，便令人四肢毒肿，入于腹则杀人，小儿得之最为急。

赤游丹又名火丹，乃心火妄动，三焦风热乘之，故发于肌肤之表。有干、湿之不同，红、白之各异。干者色红形如云片，上起风粟作痒发热，此属心肝二经之火。赤游丹门主方：升麻葛根汤。治丹毒身体发热，面红气急，啼叫惊搐等证。药用升麻、葛根、白芍、柴胡、黄芩、黑山栀（各一钱）、木通、甘草（各五分）。水煎，不拘时母子同服。

大连翘饮，治小儿丹毒发热，痰涎壅盛，一切诸疮痧疹，颈项生核，或伤风寒，时行发热等证。药用连翘、生石膏、防风、荆芥、生甘草、滑石、黑山栀、当归、瞿麦、车前子、木通、牛蒡子、赤芍药、柴胡、炒黄芩、蝉蜕（各五分），灯心二十根，白水煎，母子同服。

消毒犀牛饮，治小儿丹毒，身热气粗，啼叫惊搐不宁等证。药用犀角、防风（各一钱）、甘草（五分）、川黄连（三分）、灯心二十根同煎，徐徐服之。

紫雪散，治小儿赤游丹毒，甚者毒气入里，肚腹膨胀，气急不乳，即宜此药救之。又治伤寒热躁发狂及外科一切蓄毒在内，烦躁口干，恍惚不宁等证。药用升麻、羚羊角、石膏、寒水石、犀角（各一两）、广木香、沉香（各五钱）、生甘草（八钱）、玄参（二两）。水五碗同药煎至一碗，滤清再煎滚，投提净朴硝三两六钱，微火慢煎，水气将尽欲凝结之时，倾入碗内下朱砂、冰片各二钱，金箔一百张，各预乳细和匀，碗顿水内，候冷凝成雪也。大人每用一钱；小儿二分；十岁者五分，徐徐咽之，即救。病重者加至一钱亦可，或用淡竹叶灯心煎汤化服俱可。

荆防散，治赤丹游走。药用荆芥、牡丹皮、防风、金银花、牛蒡子（炒杵）、橘红、生甘草、羌活、连翘、天花粉、玄参、赤芍药（各等分），水煎服。

化斑解毒汤，治三焦风热上攻，致生火丹，延及遍身痒痛者。玄参、人中黄、知母、生甘草、石膏、牛蒡子、升麻、川黄连、连翘（各等分）。淡竹叶二十片，水煎，不拘时服。

针砭法，治小儿赤游丹毒，红赤焮肿，游走不定；须急砭之，用披针锋尖向患上，以乌木重箸在针面击之，密砭出血多者为妙。血红者轻，紫者重，黑者死。砭毕温汤洗净，用干精猪肉缝大片贴砭处一时许，方换如意金黄散，以水芭蕉根捣汁调敷。

搽药方：石膏、密陀僧、雄黄、生大黄各等分，研细，芭蕉根汁调敷。

（2）暑痘

小儿因暑月在烈日中戏嬉，或坐日晒砖石，或襁褓中受母暑热相感，皆能头面丛生，名曰暑痘。施治之法，内宜清暑利热，拣要害处敷消数枚，切不可遍敷。若一概敷消，则所感暑热无从外解，必致深入，疟痢势所难免，不可因其小而有疑惑。

验方：初起用飞罗面放掌心内，以旋汲井华水调稀滴暑痘上，自消。

（3）疖子

疖子，因暑邪血热所致，初起不发寒热，高肿于皮肤之间，浅而小，最大不过一二寸者，名曰疖，俗呼疖子。

主方：大黄、朴硝（各等分），为末。醋调敷。

九、脚气病

（一）“脚气”病析疑

综观《疡医大全》全书，基本以引述前人、汇总归纳为主，作者本人观点，则以按语等形式穿插其中，鲜有顾世澄本人完整而又篇幅较大的论述。就笔者所见，此类专论即为“新增江苏扬州府江、甘、仪三邑妇女脚气门主论”。此处在前人论述基础上，顾世澄基于自己的认识，“新增”了比较完整的专论。

“脚气”之病名，最早见于《金匮要略·中风历节病脉证并治》：“乌头汤方，治脚气疼痛不可屈伸。”此文中提到了脚气的症状，为腿部疼痛不可屈伸。据古代文献记载，“脚气”是晋唐间流行病。晋·葛洪《肘后备急方·卷三》，较早对其传播过程及临床表征进行描述。其曰：“脚气之病，先起岭南，稍来江东，得之无渐。或微觉疼痹，或两胫小满，或行起忽弱，或小腹不仁，或时冷时热，皆其候也。不即治，转上入腹，便发气上，则杀人。”唐·孙思邈在《备急千金要方·论风毒状第一》中说：“考诸经方往往有脚弱之论，而古人少有此疾。自永嘉南渡，衣缨士人多有遭者。”《外台秘要·卷第十八·论善能疗者几日可瘥》又曰：“晋代以前名为缓风，古来无脚气名，后以病从脚起，初发因肿满，故名脚气也。又有不肿而缓弱行，卒屈倒，渐至不仁。”明·张介宾《景岳全书·卷之三十二·杂证谟·脚气》曰：“脚气之说，古所无也。自晋苏敬始有此名。然其肿痛麻顽，即经之所谓痹也，其纵缓不收，即经之所谓痿也，其甚而上冲，即经之所谓厥逆也。”宋·陈无择提出：“脚气不专主一气，亦不专在一经，故与中风寒暑湿为异耳。兼有续生诸病，混杂多端，未易分别。治之，须寻其经络病证，所在去处，然后以脉察虚实浅深为治。”（《三因极一病证方论·卷之

三·叙脚气论》）

从《疡医大全·卷二十六·脚气部》对脚气病的记载来看，自清康熙五十年（1711）以来，发生在江南扬州府江都、甘泉、仪征三县的脚气病，有以下特点：

一是多发于富贵人家的妇女。顾世澄指出，脚气多患于富贵之家，而经纪小户从无脚气可见。富贵之家，奉养太过，安逸过甚，以日继夜，以夜继日，贪玩则当食不餐，爱者则啖之无厌，稍有怫郁则恚怒频生，语言微犯则含蓄不释，是以肝脾受伤，易于感召也。至于经纪小户，妇女非勤于针工，即劳于操作，便得菜饭充肠，一衫蔽体，既无分外之求，更无奢靡之想；筋骨虽劳，气血反畅；藜藿充饥，脾无壅滞；纵有湿热相干，轻则生疮患疥，甚则腿脚红肿而已，脚气之邪未能干犯也。

二是发病地域性明显。顾世澄提到，当时仅江都、甘泉、仪征三邑妇女出现脚气病证情形，不仅江苏除扬州外的苏松、常镇、江淮各郡并无此证，即同属扬州府的高邮、宝应、兴化、泰州等邻邑妇女，同样未闻有此异证。

三是该病有一定传染性。凡患脚气，亲戚妇女探视，偶坐病患床沿，即可传染而成。每见婆有脚气，其媳亦然；母有脚气，其女亦然；姊有脚气，其妹亦然；妯有脚气，其娌亦然。传染者固多，不传染者亦复有之。

顾世澄论述了脚气病的病因及症状特点。其曰："其感受也，皆由于富贵之家，性情骄傲，稍不如意，恚怒易生，安享太过，饮食无节，伤饥失饱，喜飡生冷。亦有女子婚姻愆期，经事骤闭；或配非其偶，抑郁不舒，肝气凝结，脾气郁滞；是以肝脾两伤，肝血日亏，肝气日增，肝无血养，筋脉拘挛；脾气日困，胃阳不振，脾失健运，湿热渐生，肚口不宽；加之饮食非时，七情自戕。初见证也，月事不调，肚口作痛，呕吐酸水，绿水痰涎，身体大腿作酸，小腿渐痛，脐下或左或右，必有或长或圆气块作梗，拍拍跳动，由上而下，觉肚口稍宽，则疼痛至足胫，趺口热如火烙；再则痛至足指，指甲缝中痛如针刺，日夜喊叫，欲生不可，欲死不能，忽而足痛稍定，则肚口依然胀闷；甚则面色呈青，目睛倒视，胸前非重手按捺；男子脚跟踹住，则昏厥不省人事，两足非妇女替换揉搓，不能少定痛楚；更有四肢搐搦，头项动摇，昏厥僵仆，有一二时而苏，或半日而苏者，无论体之强弱，但能清饿七日，其痛渐定；亦有十四朝，二十一朝，始能渐定者。此又在医之用药善与不善，及病家妄与粥汤，吊住邪气之所致也。”（《疡医大全·卷二十六·脚气部》“新增江苏扬州府江、甘、仪三邑妇女脚气门主论”）

（二）顾世澄治疗“脚气病”思路

在《疡医大全·卷二十六·脚气部》中，顾世澄已明确论及发于江苏扬州府江都、甘泉、仪征三县的“脚气病”，并非古医籍所说“湿热壅肿五痹之脚气”。因此，顾世澄批评当时某些医生一味沿用古法而治。其曰：“惜乎扬城妇女，脚气相延四五十年，病家极受痛楚，呼天抢地；医家惟知检查历朝各家五痹脚气诸方施治，无非防己、木瓜、秦艽、萆薢、威灵仙、桂枝、桑枝、苍术、厚朴、乌药、槟榔、黄柏、千年健、钻地风、豨莶草、五加皮、海桐皮、降香节、肉桂、附子、乳香、没药、虎骨、青皮等味，一派损脾伐肝，破气伤阴之品；舍此之外，技已穷矣。所以然者，医家认定湿热，先横一脚气上冲，厥逆无救之害于胸中，惟以赶其下趋为第一策，罔顾病人之正气。”

顾世澄辨析本病证候，指出大多皆由肝脾素亏，邪由虚召；施治之法，因风寒而发者，但散风寒；因暑湿而发者，但清暑湿；因饮食生冷而发者，但温中化滞；因气恼恚怒而发者，但平肝散郁。认为如法治之，先分其势，其发必轻；但病者当平时无病须作有病想，服丸药，每早以养血调经、宁神散郁为主。如调经养血丸、河车大造丸、益母八珍丸、香附女金丹、益气养荣丸之类。由于阴药多滞，每早服之，取其阳中之阳，易于消化。每晚以健脾和胃为主，如加味六君子丸、加味异功散、水叠资生丸、和胃健脾丸之类，择而用之。俱宜水法叠作小丸，因水叠细丸，入胃即化。夜乃阴中之阴，即胃脘新进饮食，亦可借以消化。三年之内勿令间断，其患自可永除。但仍须病人改换性情，节戒口味，慎之又慎。

综上所述，究其根本，顾世澄仍是基于虚实寒热之辨，治疗所见脚气病。当时，众多医生以古法因循，以湿热论治，则往往戗伐正气。顾世澄则认为："扬郡男妇，饮食不调，喜飧生冷，脾胃潮湿，精神如旧，而胸膈不宽，舌有潮胎，不思饮食，不饮茶汤；竟有三四十日不进粥汤，大便不行，腹内肠鸣，时或泄气，仍可应酬嬉戏者，投以苍、朴、香、砂、姜、桂、萸、附等剂，其病渐愈，汤药服之已多，但能进食，即止煎剂。数月之后，其病又作，形证既同，医家照前，苍、朴混投，而病家因前功既建，视苍、朴如参、苓，亦坚信而不疑。殊不知脾为万物之母，胃为水谷之海，初病脾土壅遏，非苍、朴不足以平胃土；胃土既平，则万物发生，此至理也。医者病者未悉治农之理，高者平之，洼者培之，土地既平之后，必如农夫垦田，调其灌溉，滋之培之，然后能发生五谷，万物资生。今医者病者，第以平胃为治湿之金丹，日事苍朴平胃，是将可耕之田，平而又平，渐平成一聚水之深塘，但有水液痰涎，未有不归之脾胃虚虚之祸。"（《疡医大全·卷二十六·脚气部》"新增江苏扬州府江、甘、仪三邑妇女脚气门主论"）

（三）顾世澄治"脚气"经验方

独活汤：治妇女脚气，感风寒而发者，遍身腰腿酸痛。独活、防风、荆芥、赤芍、陈皮、半夏、厚朴、苏叶。白水煎。（或加钩藤钩）

加味二陈汤：治妇女脚气，因饮食而发者，胸膈胀闷，恶心呕吐，痰涎绿水，足膝酸痛。广陈皮、半夏、白茯苓、厚朴、炒山楂、香附、砂仁、

泽泻、苏梗、独活。白水煎。（胸膈不宽加枳壳，痛加钩藤钩，发热加防风、荆芥、赤芍）

解郁汤：治妇女脚气，因气恼恚怒而发者，两胁作胀，腿脚酸痛。苏叶、广陈皮、半夏、当归、郁金、香附、白芍、远志肉、白茯苓、青皮（醋炒）、钩藤钩。白水煎。（气涩加煨木香）

镇风汤：治妇女脚气，肝风内鼓，搐搦拘挛，心中跳动，腿脚锥痛，面青厥逆。橘红、半夏、白茯神、钩藤钩、明天麻、白芍、当归、秦艽、枣仁、川续断。白水煎。（或加癞葡萄藤一钱，或加赤金为引）

清暑汤：治妇女脚气因暑邪而发者。葛根、防风、赤芍、厚朴、赤茯苓、泽泻、麦门冬、青蒿、秦艽。白水煎。

健脾异功丸：治妇女脾胃失调，饮食不运，面目痿黄，肌肤消瘦，每晚服之。人参（去芦，一两）、於白术（东壁土炒，三两）、白茯苓（饭上蒸，二两）、粉甘草（蜜炙，五钱）、广陈皮（饭上蒸，二两）、制半夏（姜汁炒，二两）、六神曲（炒，一两五钱）、薏苡仁（炒，二两）、陈枳壳（麸炒，一两五钱）、泽泻（盐水炒，一两）、五谷虫（新瓦焙，二两）、怀山药（炒黄，二两）、谷芽（炒香，一两）、菟丝饼（命火衰微始用）、鸡肫皮（新瓦焙，二两）。上制毕，磨为细末，水法叠丸如绿豆大。每晚白汤送下二钱。

加味养荣丸：治妇女脚气，心虚血少，怔忡心悸，肝脾不足，调经养血，非此不效。当归身（酒洗焙，三两）、白茯神（人乳蒸，二两）、肥玉竹（焙，二两）、杭白芍（酒炒，二两）、酸枣仁（炒熟，二两）、丹参（酒炒，二两）、远志（蒸，二两）、钩藤钩（四两，同石斛蒸）、郁金（二两）。上制毕，磨细末。用金钗石斛一斤，同钩藤钩四两熬膏，和丸如豌豆大。每早白汤送下三钱。

醒脾和荣汤：治妇女脚气，疼痛渐定者，宜服：橘红、茯神、半曲、当归、女贞子、石斛、丹参、白芍、枣仁、泽泻、谷芽、薏苡仁、神曲、麦芽、香附、山药、秦艽、川续断、杜仲、柏子仁、莲子肉、熟地黄、玉竹、人参、菟丝饼（火微加）、益母草（临经加）、延胡索（腹痛加）、桑枝、益智仁（涎唾加）、红花（经少加）、郁金（气郁加）、金橘叶、白豆蔻（胃不和加）、砂仁（胃寒加）、煨木香（气痛加）、佛手、半夏（痰多加）、陈皮、枳壳（大便闭加）、香橼、车前子（小便闭加）、北沙参、钩藤钩、麦冬。以上诸药，按证摘用，神而明之，贵乎当也。

惟当忌之药，胪列于下，司医者万勿轻投，以免虚虚之祸，不可大意。防己、槟榔、木瓜、桂枝、穿山甲、杉木节、干姜、川萆薢、五加皮、海桐皮、海风藤、苏子、乳香、没药、威灵仙、豨签草、千年健、钻地风、苍术、乌药、黄柏、虎骨、菖蒲（引邪入心）、虎骨胶、降真香、沉香、川牛膝、怀牛膝。以上诸品，均为大禁。凡误作有余，风寒湿痹，轻投上药，必致轻变重，而重变亡，纵不即丧其生，必罹愈发愈凶之患。不可不慎。

脚气奇方：鲜癞葡萄连穰子，放阴阳瓦焙干存性研末，每服一钱，白汤或木瓜酒调服，立可止痛。

又方：癞葡萄藤切片浸酒，每饮一小杯，其味虽苦，久久饮之，可除此患。（此藤阴干，每用一二钱，能定小儿惊风，大小男妇暑惊，又能治孕妇呕吐不止，兼治遍身筋痛）

又方：翻白草洗净浸酒，每饮一杯，立可止痛。

又方：鲜凤尾草朝北者洗净，煎汤服之止痛。

又方：牛皮胶切片，同麸炒成珠。研细末，每用酒调服一二钱，止痛。

又方：穿山甲（二两）、白芷、山柰、甘遂、皂角刺、羌活、乳香（去油）、没药（去油）、甘松、僵蚕（各一两）。共研细末，掺脚带上，缠脚不发。

椒艾囊：艾叶（半斤揉）、川椒（一斤）、草乌（二两，研粗末）。三味和匀，用兴红布做褥，如绵褥状包足底，春夏时不用火烘，秋冬宜微火烘，使椒艾气得行于足，自然寒湿风毒，诸气皆能消散，立可止痛。平日仍要夜夜包好睡。

又方：鸡蛋清隔汤略炖温扫上，热痛自止。

（四）顾世澄对“脚气病”的调护经验

根据顾世澄所论，其所见妇女脚气病，有滴酒不可饮者；有平时戒饮，惟发病时非酒不能稍定其痛，竟有饮烧酒者。想来酒能乱性昏神，不过一醉神昏，即不知锥痛。顾世澄还论述到，凡患脚气痛止，忌人问其仍痛与否，但遇有问之者，痛必复作；凡患脚气，最忌人谈说他人脚气，但闻此语，其病必发，此乃肝虚胆怯所致；凡患脚气妇女，清饿以痛止胸宽为率；痛止只宜吃水煮饭汤，渐渐吃汤饭，不可先进粥汤糕汤，庶免胸膈胀闷，缠绵时日。

顾世澄归纳出患脚气病者平时当忌食物：鲥鱼、黄鱼、鲂鱼、虾子、虾油、螃蟹、蟑螯、鲤鱼、猪首、公鸡、鹅、鸭蛋、鲜菌、香蕈、磨菇、黄瓜、番瓜、面筋、蒲菜、芫荽、茄子、香瓜、荠菜、韲菜、茭菰、蚕豆、黄豆、糟菜、腐乳、酱瓜、韭菜、苣蒿、鲜笋、火酒、杂酒、黏食、面食、变蛋、虾米、苔干、黄鲳、豌豆头、豌豆、芋子、菱角、御米、萝卜、石耳木耳、鲜蛏、河歪、蛤蜊、滴醋、鸡蛋、汤圆、羊肉、驴肉、芹菜、菠菜、团圆饼、西瓜。

其他禁忌事项：凡妇女脚气，发病时忌闻香气，凡安息、芸香、苍术均不可焚烧。凡妇女脚气，发后宜静养调理，须戒房事一月。凡妇女有脚气者，将临月事之前，忌食生萝卜、西瓜、桃子、杏子、李子、生藕、荸荠、柿子、柿饼等物。凡妇女脚气，呕吐痰涎绿水，不得食核桃、叭嗒杏、落花生、松子。此四物有油，皆呕家所忌。凡妇女脚气，平时宜戒暴怒郁闷，必须自惜身命，改换性情，无病时作有病想，方能不发。

顾世澄还提到，凡妇女脚气，原不必限定七日始定，但发于月经后者为日必多；发于月经前者，只要经水一通，其邪随经自解，其痛易定。认为此属肝脾遏郁，气凝血滞所致。

十、《疡医大全》临证效验方

《疡医大全》中，收载了历代30余部中医外科专著或涉及中医外科著作的经验用方，此外还收录了大量外科疾病的民间验方及顾氏家传秘方。书中卷六至卷九，集中总结了痈疽疮疡疾病的常用方药，包括丹散、膏药、敷药、熏渍药、汤洗药、生肌丹散膏方等。卷十至卷四十，在各部位疾病主论之后再附主方，论中也常夹述疾病常用方药。《疡医大全》全书收载方药数量庞大，以下选取顾世澄《疡医大全》书中评价疗效显著、后世运用广泛的代表方药，加以简要介绍。

（一）痈疽肿疡

1. 内服效验方

四妙汤（即神效托里散。出自《医宗说约》）

此疡科首用捷法，功效立奏，增减活法，医者临证酌用。

生黄芪（五钱）、大当归、金银花（各一两）、甘草节（二钱）。

水煎，昼夜服尽，自可移深居浅，转重作轻。如已成，气血素亏，不能穿溃者，加白芷、皂针、山甲各二钱，一伏时自溃。如已溃后，即宜删去皂针、山甲，如初起焮痛，口渴加天花粉。此治痈疽、发背、肠痈之神方也。顾世澄曰："澄自幼及今，数十年来，凡治一切痈疽，皆赖此方。遇大证金银花每加至六两、四两，黄芪加至两许，当归加至二两，甘草节加至三钱。但见疮色不起，脓水清稀，即加肉桂转阴为阳，化毒成脓。如乳痈、乳吹，即加蒲公英一两立消，百发百中，万稳万当。"

神化丹（一名醉消散）

痈疽疔毒，一切无名肿毒，初起服之立消，双解表里，疏通经络，以毒攻毒，削坚导滞如神。

黑丑（头末）、母丁香、槟榔、何首乌、荆芥、荆三棱（醋炒）、熟地、蓬莪术（醋炒）、巴豆、五灵脂、大黄、白豆蔻（去壳）、桂枝、穿山甲、当归、赤芍药、川乌、小茴香、草乌、杏仁（炒）、全蝎（去足）、连翘、麻黄、甘草、桔梗、斑蝥、雄黄、朱砂（各三钱）、乳香（去油）、没药（去油，各二钱）、麝香（五分）、大蜈蚣（一条）。

各乳细末，称准和匀，水法为丸如萝卜子大，朱砂为衣。每服三分，热酒吞下，尽醉为度，被盖出汗。孕妇忌服，体虚禁用。

槐花酒（彭辛菴）

用此方三十年，无不见效。初起大毒焮肿，服之内消。

槐花（四两。入砂锅内炒黄，乘热入酒二碗，煎十余沸），滤去渣，热服取汗。如未消再服取效。

消毒圣神汤（岐天师）

金银花（四两），天花粉（五钱），蒲公英、当归、生甘草（各三钱）。

水煎服。一剂即消，二剂全愈，不必三剂。

顾世澄曰："盖金银花专能内消疮毒，然非多用则力轻难以成功。生甘草一味已足解毒，况又用之于金银花内，亦足以散邪而卫正。蒲公英阳明经药也，且能散结逐邪；天花粉消痰圣药；当归活血，是以专功血不活所以生痈。今血活而痈自愈，此方之所以奇而肆也。"

华真君消痈万全汤

治身上手足之疮疽。

金银花（三两）、当归（一两）、牛蒡子（二钱）、蒲公英、生甘草（各三钱）、天花粉（五钱）、芙蓉叶（七片，无叶时用梗三钱）。

水煎服。一剂即消，二剂全愈。

岐天师消痈汤

金银花、当归、蒲公英（各一两）、荆芥、连翘（各一钱）、生甘草（三钱）。水煎服。一剂轻，二剂消，三剂愈。

天下第一消发背方

紫花地丁、金银花、川连（酒制）、黄花地丁、槐花（各一两）。

分四剂，水煎服，随用温水洗四肢，取微汗后，毒气下行，四肢生小疮，而发背自消。

飞腾神骏膏（《寿世保元》）

治痈疽、发背、瘰疬专门之方，初起至破溃时，皆可服，捷如奔马。

杏仁（热水泡去皮尖，用砂钵擂开，再入水同擂，澄去浊渣，用清汁）、地骨皮（去骨净）、防风（去芦净）、甘草（各四两）、黑铅（一块）、木鳖子（去壳，十四个）、麻黄（二斤，去节取一斤净）、灯草（一大把）、头发（一大把，温水洗净）。

上药熬时，不用柴草，用炭五十斤，大铁锅一口，将药入锅内，注清水二三桶，煮至五六分，看药水浓时，滤去药渣，将汁另放缸注，又将前渣入锅内，再入水二三桶，又熬至五六分药汁，又注前汁内，如前法三次去渣，将前二次汁并作一锅，熬至干，去黑铅、头发、灯草，其味香甜，瓷罐收贮，五年不坏。凡遇前证，每服三钱，热酒调，临卧服，厚被盖出大汗为度。徐徐去被，不可被风吹，汗后恐致虚人。次早煨猪蹄以补之，以复元气。好酒调服，随人酒量，以醉为度，汗出立愈。

保安万灵丹（《外科正宗》）

痈疽疔毒，对口发背，发颐，风湿风温，湿痰流注，附骨阴疽，鹤膝风证，左瘫右痪，口眼㖞斜，半身不遂，气血凝滞，遍身走痛，步履艰辛，偏坠疝气，偏正头风头痛，破伤风，牙关紧闭，截解风寒，无不应验。

茅苍术（半斤）、全蝎、何首乌、川乌（泡去皮尖）、荆芥穗、草乌（泡去皮尖）、炙甘草、川芎、钗石斛、羌活、明天麻、麻黄、北细辛、防风、全当归（各一两）、明雄（六钱）。

上为细末，炼蜜丸弹子大，每药一两，分作四丸，一两作九丸，一两作六丸，三样做下，以备年岁老壮，病势缓急取用，预用朱砂六钱，乳细为衣，瓷罐收贮。如恶疮初起二三日之间，或痈疽已成至十朝前后，但未出脓者，状若伤寒，头痛烦渴，拘急恶寒，肢体疼痛，恶心呕吐，四肢沉重，恍惚闷乱，坐卧不宁，皮肤壮热，又治伤寒，四时感冒，传变瘟疫，但恶寒身热，表证未尽者，俱宜用之。用连须葱白九根煎汤一茶盅，将药一丸，乘热化开，通口服尽，被盖出汗为效。如服后汗迟，再用葱白汤催之，后必汗如淋洗，渐渐褪下覆盖衣物，其汗自收自敛，患者自然爽快，其病如失。但病未成时，随即消去，已成者，随即高肿。如溃脓诸疾，无表证相兼，不必发散者，只用热酒化服。陈实功先生用以发散疮毒，其功甚捷，详观此方，乃治肿疡之神丹也。

顾世澄按：“此方固乃发散肿疡之神丹，然药性猛烈，只宜于强壮藜藿之人。凡无憎寒壮热，及平日表虚气弱，素多痰火，并有孕妇人，临经女子，均宜禁服。”

2. 痈疽外敷效验方

神应万验膏

贴一切无名肿毒，大疮恶疽，无论已破未破，不过二三张，即可收功。每张用过，以冷水洗去脓血，仍可再贴。每张量毒轻重用之，俱有神效。

桃枝、柳枝、杏枝、桑枝、槐枝（截作寸许长，各二两）。

用真麻油二十四两，小炭火熬滚，将枝次第入油熬枯成炭，滤去渣，再入：人头发男女各半，洗净油腻，一两五钱，入油炸化，再入：穿山甲剪碎，一两五钱，入油炸枯，再入：象皮剪碎，五钱，入油炸化，再入：

大栀子一百个，逐个捻破，入油内离火，浸一炷香，再用微火，顿一炷香，再用大火，炸成炭。取起冷定，用夏布滤去渣，再入净锅内，称准每油二两，入炒过黄丹一两，熬至滴水成珠不散，离火一刻，再入后药：真硇砂透明白亮者、血竭、儿茶各二钱，乳细，拌入膏内，坐冷水中，稍凉取起，用水湿手扯捻百下，使各药和匀，埋土内五日，去火毒。用时以井华凉水浸半日，捻成片，放布上，热汤熨化贴。

秘传太乙万灵膏

治一切痈疽发背，七十二般疱疖，三十六种疔毒，无名肿毒，痰核瘰疬，内损骨节，外伤皮肉，手足麻木不仁，流注疼痛，膈前背后吊起刺痛等证。初起贴之，肿消痛止，已溃贴之，脓干肌生，功效如神。

羌活、蓖麻仁、蝉蜕、大蜂房、蜈蚣、败龟版、苦参、猪皂角、玄参、槐角子、青蒿、过山龙、甘草、半枝莲、荆芥、蕲艾叶、黄芩、仙人掌、川椒、蒲公英、白蔹、龙胆草、防风、忍冬藤、白芨、生附子、大黄、石菖蒲、栀子、赤芍药、独活、何首乌、黄芪、蛇床子、桔梗、黑牵牛、漏芦、木鳖子（去壳）、肉桂、大枫子、巴豆（去壳）、地骨皮、昆布、苍耳子、黄柏、青木香、连翘、鼠黏子、桃仁、白僵蚕、血余、穿山甲、黄连、当归、牛膝、苍术、升麻、蛇蜕、槟榔、槐枝、柳枝、桃枝（各一两）。

上六十二味咀片。用真麻油十斤浸，春五、夏三、秋四、冬十日，入大铁锅内，熬至烟尽为度，先去粗渣冷定，用大皮纸以针戳眼，滤去细渣，复入净锅内，熬至黑色，滴水成珠不散。每油一斤，入淘过黄丹炒紫色者八两（如无黄丹，用水飞细密陀僧末，八两代之），下丹之时，以柳棍不住手搅匀，离火再下：白芷、天南星、草乌、北细辛、半夏、高良姜、川乌各一两，上七味，俱生研细末，筛入膏内搅匀，冷定，再下后开乳极细末：海螵蛸一两，乳香去油、百草霜、没药（去油）、鸡肫皮、血竭、象牙末、雄黄、寒水石、儿茶、白石脂、朱砂、赤石脂、轻粉（各五钱），青鱼胆、熊胆（各三钱），甘松、山柰、潮脑、冰片、麝香、琥珀、珍珠、龙骨、水银（各二钱），细末。筛入搅匀，倾入冷水内扯拔，换水浸二日，拔去火毒，然后装瓷钵内。临用摊贴。

太乙膏（《外科正宗》）

一切痈疽疮疡，提脓生新神效。

生地、土木鳖、玄参、赤芍、大黄、白芷、当归（各五钱）、乳香、没药（各二钱）、阿魏（一钱）、轻粉（一钱五分）、血余（一团）、肉桂（二钱五分）、黄丹（水飞，六两五钱）。

先将草药，入麻油一斤浸，春五日，夏三日，秋七日，冬十日，倾入锅内，文武火熬至药枯，浮起为度，住火片时，用布袋滤净药渣，将锅搌净，入油锅内，下血余再熬，以柳枝挑看，俟血余熬枯浮起，方算熬熟。每净油一斤，将炒过黄丹六两五钱，徐徐投入，不住手搅，候锅内先发青烟，后起白烟，叠叠升起，其膏已成，将膏滴入水中，试看软硬适中，拿下锅来，方下阿魏散膏面上化过，次下乳没、轻粉末搅匀，倾入水内，以柳木棍搅成一块，任摊贴。肺痈肠痈，即以此膏为丸，服之并效。

紫霞膏（张乘六）

治痈疽发背，对口疔毒，历试历验。

制药油法：每真小磨麻油一斤，用象皮、当归、赤芍各二两，入油内，春夏浸三日，秋冬浸七日，将油熬至药枯滤去渣，复入净锅内，熬至滴水成珠为度，务须勤看老嫩。

制松香法：每老嫩各半松香一百斤，用葱一百斤，生姜一百斤，捣烂取汁，又将渣入水煮汁，去渣滤净，将汁入锅内，用蒸笼铺松毛于笼内，再将松香老嫩配搭，铺松毛上蒸化，松香汁滴在锅里葱姜汁内，捞起扯拔数百遍，放洁净地上数日，听用。

凡取用熬过松香一斤，加熬过药油四两，夏月只用三两五钱。入锅内熬化，看老嫩火候得法，取起倾钵内，再入后药：乳香去油净、没药去油净、血竭、龙骨煅，各五钱。

上各乳细，入膏内，用槐柳条搅匀，再入：漂朱、角朱俱研至无声为度，各二两，又搅均匀，连钵头放在潮湿地上，顿多日出火毒，任摊贴。

回阳玉龙膏（《外科正宗》）

背疽阴病，不肿高，不焮痛，不发热，不作脓，及寒湿流注，鼓风久损，冷痛痹风，诸湿脚气，手足顽麻，筋骨疼痛，及一切皮色不变，漫肿无头，鹤膝风，但无皮红肌热者，用之俱有功效。此方乃救阴疽之外施良法。

草乌（炒）、军姜（煨，各三两）、赤芍（炒）、天南星（煨）、白芷（各一两）、肉桂（五钱）。

制毕，共为细末，热酒调敷。此药军姜、肉桂热血生血，既生既热，恐不能散而为害。故有草乌、南星可以破恶气，祛风毒，活死肌，除骨痛，消结块，回阳气。

乳香止痛散

一切痈疽焮痛，搽之立止。

乳香（去油）、没药（去油，各二钱）、寒水石（煅）、滑石（各四钱）、冰片（五厘）。

上为末。以葱汁调搽，其痛立即止矣。

一笔描（周鹤仙）

治一切肿毒神效。四月间于田中收取蝌蚪数升，滤干水，装入瓦罐内，加入冰片三四分，紧封罐口，再用泥糊，勿令泄气，埋于不见天日土内六十四天，取出尽成水矣。凡遇无名肿毒之人，以笔蘸水在于患处画一大圈围之，逐渐收小，中间留头，其毒即散，神验。

立消散

雄黄（二钱二分）、穿山甲（三钱）、生大黄（锦纹者良）、芙蓉叶、倍子（炒，各五钱）。

共研极细末。滴醋调敷，中留一孔透气。如干，又搽，不过十次自消。

3. 痈疽熏药效验方

神验熏药方（吴羹相）

如意草（即犁头草）、金银花（各五钱）、桑叶（三钱）、三角峰（又名爬壁蜈蚣，系枫树上藤，其藤系三个叶儿。一两）。

上入大砂锅内，入水煎滚，纸封罐口，以棉花将病人好肉包盖，再取门板量毒大小上下，开一洞，对毒熏之，药气直透毒内，自有恶水流出必多，如此三熏，毒散自愈。如未愈，再熏一次；如已溃烂，亦宜此法熏之。若攻出数头，以葱头煎洗，有腐肉或疮口燥，用猪蹄汤洗之，以膏盖之。此乃奇效之法，秘之。

4. 痈疽生肌效验方

生肌散（《冯氏锦囊秘录》）

生肌长肉，神效。

珍珠（生研）、大冰片（各二分）、象皮（切方框，瓦灰拌，炒珠）、上白蜡（各一钱）、乳香（箬上烘燥）、瓜儿竭、没药（箬上烘燥）、铅粉（各五分）、轻粉（真扫盆者，四分）、儿茶（三分）。

共乳极细，先用猪蹄汤或浓茶洗尽，用少许掺之。

生肌散

人参、西牛黄、珍珠、琥珀、熊胆、乳香（去油）、没药（去油，各二两）、芦甘石（煅）、海螵蛸、龙骨、石膏（煅）、轻粉（各五钱）、杭粉（二两）。

共乳极细，入冰片五分，再乳千下，瓷瓶密贮，每用少许，收口如神。

八宝丹

珍珠（布包，入豆腐内煮一伏时研细。如治颠顶，十手指尖，十足指尖，龟头，此二十一处，非圆滚珍珠合药，不能包裹还原，若治痈疽一切疮疡，即饮块珍珠，皆可用也。一钱）、牛黄（五分）、象皮（切片）、琥珀（灯心同乳）、龙骨（煅）、轻粉（各一钱五分）、冰片（三分）、芦甘石（银罐内煅红，研细，三钱）。

共乳极细，瓷瓶密贮，每用少许，生肌长肉，收口如神。

生肌玉红膏（《外科正宗》）

专治痈疽发背，诸般溃烂等疮，用在已溃流脓时，先用甘草汤，甚者用猪蹄汤，药汤淋洗患上，软绢挹净，用抿脚挑膏于手掌中，捺化遍搽新腐肉上，外以太乙膏盖之，大疮早晚洗换二次，内兼服大补脾胃暖药，其腐肉易脱，新肉即生，疮口自敛，此乃外科收敛药中之神药也。

白蜡、当归身（各二两）、白芷（五钱）、瓜儿竭、轻粉（各四钱）、紫草（二钱）、甘草（一两二钱）、真麻油（一斤）。

先将白芷、甘草、当归、紫草四味，入油内，浸三日，大杓内慢火熬药枯色。（若熬太枯，其油则黑）细绢滤清，将油复入杓内煎滚，下整块血竭化尽，次下白蜡，微火化尽，先用茶盅四双，预顿水中，将膏分作四处，倾入盅内，候片时，方下研细轻粉，每盅投和一钱搅匀，候至一伏时取起，绵纸复好，勿犯灰尘，本方不得加减，致取不效。

珍珠十宝膏

治痈疽大毒，及刀伤斧砍，咬伤杖疮，生肌定痛，百发百中。

珍珠（一钱，豆腐包煮）、轻粉、杭粉（各五钱）、潮脑（四钱）、乳香（去油）、没药（去油，各二钱）、白蜡（八钱）、琥珀（八分）、冰片（三分）。

先将猪板油四两，入锅熬化去渣，再入白蜡化尽，离火，入研细珠、轻、杭、乳、没五末，将凝始下冰片、琥珀、潮脑，和匀，冷定收贮，用时以净手心抿脚挑放掌心，溶化涂之，再贴膏药。

拔萃丹

提脓生肌，化管如神。

生铅、水银、火硝、白矾、青盐（各一两）。

同研至水银星不见为度，入阳城罐内，铁盏盖定，以铁梁铁线扎紧，盐泥固济，先文后武，火升三炷香，冷定开看，盏内升药刮下，研细，加冰片乳匀收贮。凡升药罐底药渣铲下，研细，搽癣疥颇神。

小升丹（即三仙丹）

水银（一两）、明矾、火硝（各一两二钱）。

用铁锅一只，将硝、矾、平汞研细入锅内，用平口宫碗一只（先用生姜片擦碗内外，则不炸），盖定碗口，以潮皮纸捻挤定，盐泥封口，碗底俱泥固之。用炭二斤，炉内周围砌紧，勿令火气出，如碗上泥裂缝，以盐泥补之，升三炷线香为度，冷定开看，碗内药刮下，研细，瓷瓶收贮。用之提脓长肉，小毒俱有功效。

（二）五官疾病

拨云锭子（刘长随从都中盘山得来）

治一切眼疾，又有开瞽复明，神效。

炉甘石（将炉甘石拣去隔石，选洁白者，先以纸包石，用醋坛头上泥入桶内，以童便侵透炼熟，少少糊在纸外，又以火硝末滚在泥球上，外再以厚泥包圆。大约炉甘石一斤，可分作四五个球，每一斤炉甘石，用火硝一两研细滚之四五个球为度，球成晒干。如有缝以泥补之。另以砖砌一大炉，架火将球放炭火上炼一天申刻，火将完，可将球取起翻转入炉，添火加炭，过夜不必守之，随炉中炭火化完为度。一炉可炼炉甘石二三斤，每炉甘石四两，用川黄连，龙胆草各五钱，河水五碗浸一夜，煎数沸，去渣滤净清，将炉甘石煅红倾入药汁内取起，又煅又淬，以汁尽为度。药水内落下炉甘石，再炖干药水，俱取入炉甘石内为炒。每料只用制炉石三钱）再加熊胆（五分）、冰片（二分五厘）、白硼砂（三分）、麝香（五厘）、朱砂（水飞、三分）、活乌鸦翎（煅、二寸二分）。

上为细末，用川芎、当归、赤芍药、生地、薄荷、防风、防己、川黄连、甘菊花、龙胆草各五钱，木贼草、黄芩、黄柏、羌活、大黄、白芷各二钱，河水六碗浸一日夜，炭火熬出汁来，去渣澄清沥净，再用文火熬成膏。和前药末和匀，搓成条子重二分，用鹅毛管收藏，黄蜡塞口。

凡点眼时，以清水或人乳或津唾润湿点眼，闭目少刻神效，临卧点之更妙。或用人乳化开，涂眼胞上下，揉入眼内。多涂过夜，即日见效。

胜风汤（《何氏济生》）

治风热上攻，白珠赤甚，暴肿痛甚者立效。

白术（土炒，五分），柴胡（七分），枳壳（炒）、羌活、白芷、川芎、独活、防风、前胡、薄荷、桔梗（各四分），荆芥、甘草（各三分），黄芩（六分），杏仁（去皮、尖，炒，三分）。

水煎服。烂弦眼加蝉蜕（去足翅）、僵蚕（炒、各六分）。

赤肿作痛，生地酒浸，捣烂浓涂眼上。

洗眼奇方（出《道藏》）

张道人从《道藏》内检来普济十方，不论瞽目云雾，风火昏花，洗之自明。

皮硝（六钱）、生桑白皮（一两）。

白水煎，每遇日期热洗数十次。日期开后：正月初五日，二月初二日，三月初三日，四月初九日，五月初五日，六月初四日，七月初三日，八月初十日，九月十二日，十月十二日，十一月初四日，十二月初四日，闰月同本月。已上吉星日子，乃通光明也。其方千金不易，屡试屡验。

鹅翎丹

诸种目疾屡试神效，兼治眼漏亦效。

粉炉甘石（三两，用川连二两，龙胆草二两煎汁，待甘石煅赤淬汁内，以酥为度，研如飞尘。仍投前汁内晒干）、官硼砂（二钱）、新珍珠（一钱）、真血珀、片脑、熊胆（各五分）。

上各味研至无声，即入前汁内，搓成如线细条晾干，以鹅翎管贮，用时取一条夹眼角内自化沁入，一条可治数人。

解郁汤（岐天师）

桔梗、天门冬（各五钱）、黄芩、麦门冬、甘草、天花粉（各三钱）、紫菀（二钱）、紫苏叶、百部（各一钱）。

水煎服。四剂鼻疮全消。

鼻渊方（周鹤仙）

辛夷、防风、白芷（各八分）、苍耳子（一钱二分）、川芎（五分）、北细辛（七分）、甘草（三分）。

白水煎，连服四剂全愈。忌牛肉。

鼻疮方

宫粉、血丹、松香（各一钱）、艾叶（五钱）。

研细。纸卷香油浸透，火燃滴油，搽鼻内神效。

千金不换丹（秘方）

水龙骨（一钱）、硼砂（五分）。

研末。吹入耳窍，以绵塞之。疗聤耳，二次除根。

通耳神丹（岐天师）

鼠胆（一枚。但鼠胆最难得，须觅一大鼠，先以竹笼养之，后以纸为匣子引其藏身，内用果品令其自食久之。忽然用棒槌击死，立时取胆，则胆在肝中，否则再不可得。干者可用，只消用水调化入药末中，则一样也)、龙齿、冰片、麝香、朱砂(各一分)、潮脑、乳香(各五厘)。

各研绝细末。以人乳为丸如桐子大，外用丝绵裹之不可太大，塞入耳之深处至不可受而止，塞三日取出即耳聪。永不再聋，不必三丸。实耳聋亦用此方，神效。

重舌方(《太平圣惠方》)

重舌涎出，水浆不入。

玄精石(二两)、牛黄、朱砂、冰片(各一分)。

研末。以针舌上去血，盐汤漱，掺末咽津。效验如神。

口舌疮方(《外科秘录》)

黄柏、白僵蚕(各一钱)、枳壳(烧灰)、山豆根、苏薄荷、甘草(各五分)、冰片(三厘)。

共为末。一日掺三次，第一日稍快，次日全愈。

接舌金丹(岐天师)

生地、人参(透明者)、龙齿(透明者，各三钱)、象皮(一钱)、冰片(三分)、土狗(去头、翅，三个)、地虱(二十个)。

先将人参各项俱研细。后用土狗、地虱捣烂，入前药末内捣匀，佩身上三日，干为末，盛在瓶内。遇有此等病，医治可也。此药接骨最奇，服下神效，骨断者服一钱即愈。

麝香散

真麝香(二钱)、黄连(一钱)、冰片(三分)。

研匀。每一伏时匀擦五六次。

虚火牙痛：清晨以小便频漱，立止。

风火虫牙方

黄蜡一两，瓷器重汤炖化，离火将凝，入有纹龙骨，生用，不必炮制，杭粉各二钱五分，麝香二分五厘，研细搅匀，做成大小粗细锭子。如有牙痛，取纸条在暖壶上熨热，摊药纸上，临卧时剪一块，贴在痛牙上。次早取下，如墨染黑一般，诸毒尽出，其效如神。

四宝汤

当归、生地黄、升麻、赤芍药。

各三钱。水二盅，煎一盅，服一半，留一半，漱口吐去，牙痛立止。

珍珠散（奎光）

治牙宣。

乌贼骨（去壳）、象皮（炙脆）、降香节（忌铁器）、龙骨（煅）、珍珠（各一钱）、儿茶、没药、乳香、朱砂（各五分）、广三七（二钱）、冰片（一分五厘）。

共研细末，取棉花如指大，捻成团，蘸水再捺成扁式，方蘸药塞患处，以指按之勿动，二三次即愈。

至宝丹（《冯氏秘方》）

雄鼠骨（一副，其鼠要八两以上者，越大越好，理毛，用草纸包七层，再用稻草包紧，黄泥封固，用稻糠煨熟去肉，拣出全骨，酥油炙黄，研为细末，入后药）、北细辛（洗净土，晒）、真沉香（各一钱五分）、破故纸（青盐水炒）、白石膏（青盐水炒）、骨碎补（去净毛，蜜水炒）、全当归（酒炒）、旱莲草（酒炒各五钱）、香白芷（青盐水炒）、怀生地（酒炒各三钱）、绿升麻（焙二钱）、没石子（雌雄一对，酒煮火烘）。

上为细末。同鼠骨末合在一处拌匀，用银盒或铅盒盛之。每早擦牙漱咽，久而不断。牙齿动摇者，仍可坚固，不动者永保不动，甚之少年有去牙一二，在三年以内者，竟可复生，颇小而白，久则如故，妙不可言。

咽痛方

窦氏新增一切咽喉、口舌等证神效方。

牛胆硝、生黄连、黑山栀、生黄芪、白硼砂（各三钱）、青黛（水飞去渣晒干）、青梅干（煅，存性）、人中白（煅，各五钱）、鸡内金（即鸡肫内黄皮）、雄黄（各一钱）、枯矾（二钱）。

各为细末和匀，加真麝香三分，真冰片六分，再研和入小罐内，用乌金纸塞紧罐口，每用芦管超药吹入患上，一日夜吹十余次，徐徐流出痰涎渐愈。如有腐臭，急用蚌水灌净，或用猪牙草、扁柏子和捣，加水去渣灌净，前药五钱加牛黄二分，铜青、熊胆、珍珠各五分，儿茶八分研吹。

回生救苦上清丹（徐峨峰）

治咽喉十八种急证如神。

白僵蚕（焙存性，一钱）、生硝尖、煅硝尖、白硼砂（各五分）、明矾、熟矾（各二分）、海螵蛸（三分）、冰片（一分）。

共研极细末。瓷瓶收贮，每用少许吹上，吐去痰涎，即愈。

神效吹喉散

治缠喉风闭塞，及乳蛾、喉痹、重舌、木舌等证。

苏薄荷（净叶）、朴硝、枯白矾、青黛、白僵蚕、火硝、白硼砂、黄连（各等分）。

共研细末。腊月初一日取雄猪胆七八个倒出胆汁，以猪胆一个拌上药五钱为率，复灌胆壳内，以线扎好，胆外用青瓯纸包裹，将地掘一地窟，深一尺，上用竹竿悬空横吊，再用板铺以泥密盖，候至立春取出，挂风处阴干，去青纸胆皮，瓷罐密收。

每药一两加冰片三分同研极细，吹患上神效。

喉癣方

犀牛黄、冰片（各一分）、大硼砂、儿茶、雄黄（各八分）、山豆根（二钱）、胆矾（三分）、陈白梅（去核，三个研捣）。

共研末。将陈白梅肉入药和匀，丸如龙眼大，临卧含口内，过夜即消。

喉疳方（《外科启玄》）

百草霜（一钱）、儿茶（五分）、冰片（一分）。

研极细。每用五厘吹喉，神效。

（三）瘿瘤

四海舒郁丸

青木香（五钱）、陈皮、海蛤粉（各三钱）、海带、海藻、昆布、海螵蛸（各二两。俱用滚水泡去盐）。

共研细，每服三钱，不拘酒水，日服三次；渣沉在碗底内者，敷气颈上。愈后用黄药子四两，生酒三大壶，煮三炷香，窨一七去火毒，早晚任饮数杯，酒完永除根。

清疳芦荟丸（《外科正宗》）

治恼怒伤肝，肝气郁结而为瘤，坚硬色紫，累累青筋，结若蚯蚓，遇喜则安，遇怒则痛者服之。

生地黄（酒煮，捣膏）、当归、白芍药、川芎（各二两）、甘草节、昆布、川黄连、青皮、海蛤粉、牙皂、芦荟（各五钱）。

共为细末，神曲糊丸桐子大，每服八十丸，白汤量病上下，食前后服之。无不有效。

灰浆膏（胡公弼）

消瘤神效。

天南星、半夏（各一两）、草乌（煅存性，五钱）。

三味煎浓汁，去渣，入木莲蓬蒂上白浆一二两，采时以蛤蜊壳在蒂上刮取。搅匀，再用石灰以竹片拨炒，俟竹片焦黑成炭为度。徐徐投下，调成不稀不厚膏子，入瓷瓶收贮，黄蜡封口。用时如干，以唾津润开，敷瘤上，或木莲蓬浆润敷尤妙。二三日即愈。

（四）乳房疾病

鹿角散

治乳痈初起，结肿疼痛，憎寒发热，但未成脓者。鹿角尖三寸，用炭火煅稍红，存性，研末，每服三钱。食后热酒一茶盅调服，甚者再一服必消。或以生鹿角尖锉细末，生酒冲服三钱，立消。

灸乳肿妙方（《外科正宗》）

治气恼劳伤或寒热不调，乳内忽生肿痛。用碗一只，内用粗灯草四根，十字排匀。碗内灯草头各露出寸许，再用平山粗纸裁成一寸五分阔纸条，用水湿贴盖碗内灯草上，纸与碗口相齐，将碗覆于肿乳上，留灯草头在外，将艾大圆放碗足底内，点火灸之，艾尽再添，灸至碗口流出水气，内痛觉方止住。甚者次日再灸一次，必消。

究原五物汤《外科集验方》

乳痈痈疽发背，立止疼痛。

栝蒌（一枚，研）、皂角刺（烧带生）、没药（各五钱）、乳香、甘草（各二钱五分）。

酒三斤煎取二斤，时时饮之。

神效栝蒌散（《外科集验方》）

治乳痈、乳疽、奶劳。

川当归（酒洗，去芦焙切）、生甘草（各五钱）、滴乳香（去油，另研一钱）、苦栝蒌（子多者一个，去皮，焙为末，如急用只须研烂）、明没药（去油，另研，二钱五分）。

无灰酒三升，同药入银石器中，慢火熬取一升，清汁分为三服，食后服之。如奶劳便服此药，杜绝病根；如毒气已成，能化脓为黄水；如毒未成即消。甚者再服，以退为度。治乳之方甚多，独此一方神验，万无一失。

（五）肛肠疾病

熊胆散

痔疮坚硬作痛，脱肛肿泛不收。冰片一分，熊胆二分，研细。先将大田螺一个，用尖刀挑起螺靥，入药在内，放片时，待螺化出浆水，用鸡翎扫痔上，频频用之即愈。

消痔千金散

孩儿茶、黄连、寒水石（各五分）、硼砂、赤石脂、芦甘石（各三分）、熊胆（二分）、冰片（一分）。

研细，清茶调敷患上，肿痛立止。

消痔丸

痔疮痔漏初起，人壮便秘，血分壅热者。

生地（四两，水洗）、片芩（一两五钱）、金银花、枳壳（麸炒）、秦艽（各一两）、防风、大黄（九制）、当归、苍术（米泔浸炒）、地龙、槐花（炒）、赤芍（各二两）。

研末，炼蜜为丸，空心白汤送下三钱。

三神丸（《养生必效方》）

治僧道痔疮。

枳壳（炒，去穰）、皂角（烧存性）、五倍子（各等分）。

上为细末。炼蜜为丸桐子大，每服二三十丸，温水食前送下，其效如神。

痔疮丸

黄连、苦参、乳香（去油）、没药（去油）、雄黄（各一两）、连翘、僵蚕、蝉蜕、防风、全蝎、槐角（入牛胆汁煮）、生地、牛膝、陈皮、穿山甲、当归、枳壳、地龙（去泥晒干，各二两）、蜈蚣（焙，去头、足，二十条）、象牙末（五钱）、人参（二钱五分）、蜂房（一个，入玄明粉干眼内，草纸湿透包好，用微火煨之）。

各制为末，炼蜜为丸，空心开水送下三钱。忌一切火酒、发物、房事，服过六七日，再用后方洗。

痔漏丸

此方退管生肌，屡用屡验。

石莲蓬、冬青子（各三两）、川黄连、真川芎、牛膝（酒炒）、赤芍、当归（酒洗）、黄芩、黄柏、熟大黄（各一两）、槐角子、象牙末（各二两）、蛇蜕（去头尾）、全蝎（各五钱）、金墨（一锭约重三钱）。

共研细末，炼蜜为丸，每早服三钱，至七日后服二钱五分，又七日服二钱，忌火酒，又七日服一钱五分，每早晚用柳须、花椒煎水熏洗一料，服完永不再发。忌羊肉、驴肉、公鸡、鲤鱼、辛辣。

（六）皮肤疾病

脚气方

白僵蚕（炒，二两）、乳香（另研）、没药（另研，各五钱）、丁香（一钱）、麻黄（三两，去根留节，炒黄）。

各研为末和匀。每服一两，好酒调下取醉，汗出至脚为度，俟汗干即愈，后用桃、柳、梅、槐、桑五样嫩枝煎汤，先饮好酒三杯，洗脚止痛为妙。

百部膏

治牛皮癣。

百部、白鲜皮、鹤虱、蓖麻仁、生地黄、黄柏、全当归（各一两）。

麻油半斤入药熬枯去渣，复熬至滴水成珠，再下黄蜡二两，试水不散为度。拿起锅入雄黄末和匀，稍冷倾入磁钵中收贮，退火气听用。

白矾散

遍身生癣，日久不愈，延至头面。独茎羊蹄根捣细，白矾研细，以极酸米醋调，抓破搓癣，隔日再搓，不过两次即愈。

杨梅癣方

枯白矾、硫黄（各一两八钱）、雄黄、胆矾、轻粉（各一钱）、川椒（三钱）。

研细。用生猪板油去皮入药，擦破数次，其效如神。

澡豆方（洛生）

雀印或面生疮疖，疤痕色变赤黑，大效。

密陀僧（另研）、甘松、杏仁（生用）、白芷、蛇床子（各一两）、白果肉（四十个）、蓖麻仁（四十九粒）、白蒺藜（杵去刺）、白牵牛（酒浸，各三两）、白僵蚕（二两）、肥皂（去皮弦子三斤，捣细）。

同药末为丸，早晚擦面，洗去。

面生黑斑方（验方）

白僵蚕、黑牵牛（各二两）、北细辛（二两）。

研细蜜丸弹子大，日洗数次。一月后其斑自退，并治雀斑面生黑点。神效。

七仙丹

乃补心肾、驻容颜、黑髭须之圣药。

天门冬（去心）、麦门冬（去心）、人参（去芦）、熟地黄（酒洗）、生地黄（酒洗）、小茴（炒黄色，秋冬用）、白茯苓（去皮，春夏用，各二两）、何首乌（甜瓜瓣者九蒸九晒，四两）。

为细末。蜜丸弹子大，每服一丸嚼烂，好黄酒送下或盐汤下。或丸如桐子大，每服五十丸，空心酒送下。忌三白（葱、蒜、萝卜是也）房事，合时忌犯铁器。

（七）儿科疾病

胎毒方（《赤水玄珠》）

小儿胎热，眼肿赤，肚热啼哭及身上红肿，或头顶疮疖，耳出脓汁，此方神效。

郁金、天花粉、甘草、干葛、桔梗、薄荷叶（各等分）。

共为末。白汤调下五分，或一钱，仍用艾叶煎汤浸足底，引热下行。

仙传延寿丹（骆潜庵）

治小儿胎毒哑口，口噤脐风，马牙鹅口、重舌、木舌，风热脾热，积热骨蒸，壮热夜啼，火眼翳障，一切火证如神。

锦纹大黄（十斤）

上切片，先用白酒或黄酒浸两昼夜，入沙锅煮一枝大香取出，铺在板上晒极干；二次三次亦如之；到四制用藁本煎汁浸一昼夜，煮晒如前；五制用车前草摘来洗净洒水捣汁浸，煮晒如前；六制用向东南侧柏叶，清晨采来水洗捣汁，浸煮晒如前。到后三制仍用酒浸煮透晒至九次。止晒半干，便入石臼捣烂为丸，或重一分、三分、一钱、二钱、三钱。看儿大小，火证轻重，加减用之。

隔纸膏（曹羽文，治白蛇串）

雄猪油去皮膜熬化，冷定，入劈毒立消丹，再加麻油二茶匙，飞丹三钱收用，摊隔纸膏贴之，神效。

拔毒散

专治痘疔及贼痘等证，如神。

透明雄黄不拘多少，研细，再将滚水泡棉胭脂取浓汁，调点疔头上。

四圣丹

专点痘疔，即刻回生。

牛黄（一钱二分）、儿茶（一钱七分）、朱砂（八分）、珍珠（二分）。

乳细，用口嚼胭脂调匀，点之。

回毒即消丹（岐天师）

人参（二钱）、金银花（五钱）、甘草（一钱）、玄参（三钱）。

水二碗煎三分，与小儿服之。一剂即消大半，二剂痊愈。

麦饯散

小儿痘风作痒，叠叠成片，甚则顽麻不知痛痒。

小麦一升炒枯黄色，乘热入钵内，和硫黄四两，白砒一两，研细待冷取起，加烟胶半斤，川椒三两，生明矾、枯矾各二两，共研细末。临用葱汤洗净，以麻油调搓，油纸盖扎三日一换，三次即愈。并治白秃神效。

（八）诸疮

菊花甘草汤（《外科十法》）

治疔之圣药也。

菊花（四两）、甘草（四钱）。

水煎顿服，渣再煎服。

飞龙夺命丹（《外科正宗》）

专治疔疮及痈毒发背，脑发乳痈，一切无名肿毒，恶疮及有头不知痛痒者，已成未成神效。

蟾酥（酒化）、雄黄（各三钱）、乳香（去油）、没药（去油）、铜绿（各二钱）、胆矾、朱砂、血竭、寒水石（各一钱）、当门子、冰片、轻粉（各五分）、蜗牛（二十一个）、蜈蚣（一条，酒浸泡、炙，去头、足）。

上俱为极细末，用蜗牛连壳研如泥，少加飞罗面，和丸如绿豆大。每用三丸，用葱白三个，令病人嚼烂，吐于男左女右手心，将丸药放在葱内，热酒送下，被盖约人行五六里，出汗为效；无汗以热酒助之。重者再进一服。病在上食远服，病在下食前服。忌冷水、瓜茄、油腻、猪、鸡、鱼、面及一切发物。孕妇忌服。

铅粉散

冷疔生于脚上，初起紫白泡，疼痛彻骨，渐至腐烂，深孔紫黑，血水气秽，经久不瘥，用此大效。

黑铅（四两，铁杓内化开，倾入水中，取起再化，如此百遍，以铅尽为度，去水取澄下者。三钱）、松脂（一钱）、黄丹（飞、炒）、轻粉（各五分）、麝香（三分）。

共研细，先用葱汤洗净，麻油调搽疮口，油纸盖好。

消疔简便方

疔疮及诸恶毒初起，但未成脓者，服之神效。

白矾（研，三钱）、葱白（七茎）。

上二味同捣极烂，分作七块，每块用热酒一杯送下，服毕用厚被盖之，再进葱白汤一盅。少顷汗出如淋，从容去其覆物，其病如脱。此虽味涩难服，其效甚妙。凡居乡村之处，遇有此证，不及延医，只传此方，服之活人甚众，诚为良便方也。

小夺命散

治疔疮及脑疽、恶毒，其效如神。

槐花子、地丁、千头子（即扫帚子，又名地肤子，各等分）。

水煎，通口温服，加真蟾酥少许尤妙。

拔疔丹（一名疔毒撤回。毕峻功）

凡一切疔疮，无名肿毒，初起磨敷，已成已溃，用一粒放疮上，脓血即拔出，如遇阴疽对口大证，可用十数粒铺疮上，如神。

巴豆霜、乳香（去油）、没药（去油）、真蟾酥（酒化开，乳成膏）、明雄（各二钱）、樟冰、露蜂房（阴阳瓦焙存性）、劈朱砂（各一钱）、真轻粉、当门子（各五分）。

上各乳极细，照分两称准和匀，以蟾酥膏和杵为丸如药珠大，晒干瓷

瓶密贮任用。（此即蟾酥饼原方加露蜂房也）

首用第一煎方

治杨梅疮。

全当归、穿山甲（切碎，微炒）、甘草节、没药（去油）、柴胡、乳香（去油）、天花粉、川贝母、皂角刺、赤芍（各三钱）、防风、连翘、肉桂（各二钱四分）、金银花、广陈皮（各七钱五分）、白芷（二钱一分）。

上各称准，分作三剂，每日一剂。用黄酒一斤，水一斤，煎至一斤为度。宜砂罐煎之，温服取汗二次。水酒减半，照上温服取汗，戒口味，不过三服即愈。看何部位，照后加味治之，神效。

廿四味风胜饮（《医宗说约》）

杨梅疮毒发出时用。

防风、荆芥、白芷梢、连翘、苦参、赤芍、黄连、地骨皮、白鲜皮、黄芩、山栀子、归尾、木瓜、金银花、蝉蜕、薏苡仁、黄柏、僵蚕、五加皮、甘草、白蒺藜、皂角刺（各一两）、土茯苓（白实者，三斤）。

上部疮多，倍加川芎；下部疮多，倍加木通；疮痛加羌活、独活；体虚加人参、茯苓，去栀子。分作五六十剂，每日水煎二剂服。忌牛肉、烧酒，猪肝肠，盐宜炒过食，不炒恐生癣。此方起死回生，活人甚众。

灵砂黑虎丹

治杨梅疮后，头如破裂之疼痛；筋骨拘挛，痛不可忍；或起冷痰包，脓水淋沥，兼治阴结毒，一切湿痰，久顽阴寒，久不收口之疮。凡结毒顽疮，先服五宝丹或八宝丹，必用此药收功，永远不发。

白砒（三钱，将砒用绿豆水煮过，入罐内升五炷香，取出以白萝卜同煮过入药）、寒水石（煅）、百草霜（各三钱）、金头蜈蚣（二条，焙）、大黑豆（一百二十粒）、冰片、麝香（各一分）。

上研极细和匀，用小红枣四两，煮熟去皮核同捣为丸如豌豆大。每服二丸，日服三次，冷水或茶送下。服是药口眼胞肿，则药力到矣，缓一日再服，忌吃热汤水，宜吃大荤，以免嘈杂。其黑豆生用，冷水泡软，去皮捣碎加红枣肉丸，得起便罢，不必多。或加犀黄三分更妙。

十服神效汤（胡公弼）

杨梅结毒流注，筋骨疼痛，不论已未破烂，神效。

升麻、皂角刺（各四两）、土茯苓（一斤）。头顶加白芷；胸中、喉、面加桔梗；胸前加白芍；肩背加羌活；下部加牛膝（俱只加一钱）。

共一剂，水八碗煎四碗，临服入麻油三匙，一日服一剂，十剂痊愈，此神方也。

结毒牛黄丸（胡鸣岐）

专治杨梅结毒，小儿胎毒，下疳神效。

拣透明雄黄四两研细，取芦柴截筒，将雄黄末装入，面塞筒口，将锅内放水，上用芦柴作架，取雄黄筒横放架上，离水二寸许，蒸四炷香足，火候方到，次早取出雄黄，每雄黄一两，入好牛黄四分不可少，麝香五厘，配定研匀，老面糊丸黍米大，每早空心用猪胰子煎汤送下四分。诸物不忌，只忌虾、蛋二味，服至四两，痊愈。

解毒至宝神丹（冯氏）

治杨梅结毒，一切热毒，久患骨蒸热毒流注，六脉俱数，用之清热毒神效。

人参三七（微火焙，二钱）、嫩滑石（三钱）、珍珠（生用）、真血琥珀（各四分）、生甘草（晒燥，一钱）。

各研极细和匀。每服二分加至四分，人小者一分加至二分，萆薢三钱煎汤调服。

疥灵丹

枳壳（麸炒）、山栀、连翘、荆芥、当归、羌活（各七钱）、白鲜皮

（炒）、白芷、苦参（糯米泔浸一日，各一两）。

上为细末，炼蜜为丸桐子大。每服五十丸，白汤送下，立可除根。

诸疮一扫光

此药治痒疮，不论新久及身上下，或干或湿，异类殊形，但多痒少痛者用之，俱各有效。

苦参、黄柏（各一斤）、烟胶（一升）、枯矾、木鳖肉、大枫肉、蛇床子、点红椒、潮脑、硫黄、明矾、水银、轻粉（各二两）、白砒（五钱）。

共为细末。熟猪油二斤四两，化开入药搅匀，作丸龙眼大，瓷瓶收贮。用时搓擦疮上，二次即愈。

（九）跌打损伤

回生丹

治跌打损伤如神。

黑豆（炒去皮）、蒲黄、当归、桂心、赤芍药、干姜（各八两）、茄种（晒干，四两）。

择天德、月德日修合，忌生人鸡犬，碾细炼蜜为丸，每服二钱，童便冲酒送下。

神效散

肉桂（去皮）、红花（各一钱七分）、川乌、草乌（各二钱）。

共碾细末。每服二分，酒调下，伤重者不过三分即愈。此方乃跌打损伤，起死回生，活人千万，富贵之家备以济人。

透骨丹

治跌打损伤，深入骨髓，或隐隐疼痛，或天阴则痛，或年远四肢沉重无力，此药主之。真神方也。

真血竭、乳香（去油）、没药（去油，各三钱）、闹杨花子（一两，火酒浸炒三次，童便浸炒二次，再焙干）。

各碾末称准和匀，再加麝香一分，再碾，瓷瓶收贮封固。初服三分，壮者五六分，不必吃夜饭，要黄昏睡好方服，酒可尽量饮，荤用猪肉过口，素用豆腐过口，服后避风，有微汗出为效。忌房事，酸、咸、茶、醋等物，及诸般血。如虚弱者间五日一服，壮实者，间三日一服。

泽兰汤

通二便，除肠中瘀血，乃活命之神丹也。

泽兰叶、当归（各五钱）、牡丹皮（三钱）、红芍药、青木香（各一钱五分）、红花（一钱）、桃仁（十粒，去皮、尖，碾）。

水煎，热酒冲服。如大便不通，加炒大黄二三钱。

寻痛元（《世医得效方》）

治诸伤止痛清心，行气活血如神。

草乌（生用）、乳香、没药、五灵脂（各三钱）、生麝香（少许）。

上为末。酒糊丸如指头大，朱砂为衣。每一丸，薄荷汤姜汁磨化服。

跌仆损伤急救散（周鹤仙）

当归尾（酒洗）、自然铜（醋煅七次）、桃仁（去皮、尖）、红花（各七钱）、陈麻皮（三钱）、地鳖虫（烧酒浸、焙，五钱）、骨碎补（酒洗蒸）、大黄（酒洗，各二钱）、乳香（去油）、没药（去油）、胎儿骨、血竭、朱砂、雄黄、麝香（各五分）。

以上共为极细末，收贮勿泄气。如遇跌死、打死，尚有微气者，用酒浆调二厘入口即活；如骨折瘀血攻心，用药八厘，酒调灌之，其伤骨自上而愈，神效之极。

顾世澄

后世影响

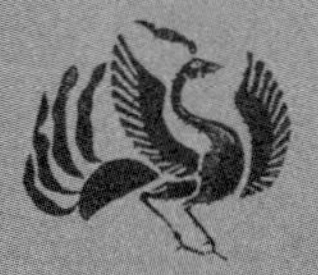

一、历代评价

顾世澄所著《疡医大全》，自问世以后，即被认为是古代中医外科集大成性质的一部重要著作。此书既继承和总结了历代中医外科的理论精萃，也反映了当时清代中医外科学术发展的水平。从中医外科发展史来看，该书也无疑是一部鸿篇巨制。就其内容而言，较之前的外科重要专著《疡科证治准绳》《外科正宗》《医宗金鉴·外科心法》等更为完备。顾世澄是具有数十年实践经验的临床家，书中除汇集前人经验外，又广泛搜集当时同道新说，更有作者三世为医的家传秘法等，使此书具有极为重要的临床参考价值，对后世产生了重要而深远的影响。

清·陆以湉的《冷庐医话·卷二·今书》中，列举各科代表著作。外科部分，首推顾世澄的《疡医大全》一书。

民国谢观所著《中国医学源流论》中，称“顾书网罗浩博，不愧大全之称”，“博选治疗外证之效方，在疡科书中最为完备”。

现代山右历史文化研究院编著的“山右丛书”，评价《疡医大全》时，称其“列痈疽名目，逐类分门，上自巅顶，下至涌泉，每证一图，首标名论，补所未备，并列各方以待采择，凡诸奇秘悉为载入；终以外伤验法、伤寒捷径。习是科者，咸以为标准焉”。其中“习是科者，咸以为标准焉”，评价不可谓不高。

今人周凤梧《中国医学源流概要》指出，顾世澄的《疡医大全》，“搜集名医方论，增益以家传秘方，是外科书中巨著，较之《准绳》《正宗》更为完备，可与《外科全生集》相辉映”。

据李经纬等主编《中医大辞典》记载，顾世澄“出身世医之家，迁居扬州。在扬州业医四十余年，闻名于当地，尤以疡科著称。曾汇集前代有关治方，并录其先祖宁华、父青岩家藏秘方，辑成《疡医大全》一书（1760 年刻行）。其书四十卷，凡涉外证者，绘图立说，按证立方。首述《内经》等古典医理，次述经络，主张外科必本诸内。内容丰富，搜罗广博，为个人外科学撰述中之浩博者”。

今人赵法新等主编的《中医文献学辞典》亦称顾世澄为“个人外科学撰述中之内容浩博者”。

虽然古今皆有对该书评价较高者，但对该书学术内容进行系统整理与提炼的则不多见；对顾世澄学术思想与临证经验进行研究者，亦少有之。殊不知《疡医大全》不仅是一部汇集性质的全书，更多有作者汇集之构思、选文之考量、点睛之按语、家传之经验，实有更深入研究之必要。

二、学派传承

顾世澄出身医学世家，其先祖顾宁华、父顾青岩，均为安徽芜湖医生，不过其事迹既未有史料记载，亦未见著书传世，其治病的一些经验，全赖《疡医大全》得以保留。《疡医大全》一书，“首重《内经》，发明玄奥。疮疡虽曰外证，必先受于内，然后发于外，故不得不宣明《灵》《素》，阐发机微。况《内经》如奉行之律，律有万无可易之旨”（《疡医大全·凡例》）。是医经学派与临床各科结合的典范。

《疡医大全》对历代诸家所论，则本着兼容并发的原则，不存门户是非之见，未见攻讦辩论之言。如顾世澄在《疡医大全·凡例》所言，“张、李、刘、朱，以及历朝诸家医集，有发前人所未发之论，拯救呼吸危亡复生之案。如今所引之例，其中多死中得活之条。所以，司医者，平时宜多读书则见识广。如临万难医治之证，色脉相参，其证尚有一线可生之机，便须竭其心力，旁求可生之法救之”。顾世澄一生，专于诊务与著书，未见讲学、授徒之事。平生所学，尽以一书传世。

关于中医外科学术流派的讨论，一般认为始于20世纪50～60年代，有学者（主要是南京中医学院外科教研组）提出，外科学派可分为正宗、全生、心得三派。这一观点得到中医外科学界的普遍共识，并写入全国高等中医药院校规划教材，从而基本明确了“中医外科学术流派”这一学术范畴。

全生派著作《外科全生集》，作者王维德亦是清代康熙至乾隆年间人(1669—1749)，与顾世澄属同时代而稍早。《外科全生集》一书，刊于乾隆五年(1740)，时顾世澄在世。《疡医大全》未引用《外科全生集》内容，极有可能顾氏未见到此书。心得派的出现，则晚于顾世澄，不在讨论之列。《疡医大全》书中，大量引用明代陈实功《外科正宗》有关理论，计二百余处，并多置于诸论之首。有学者研究提出“金鉴派应属于正宗派中的派中之派”，又，《疡医大全》自序言及“御极之始，即下诏征方，汇辑《御纂医宗金鉴》，颁发中外，使穷乡僻壤，凡有疾痛，皆得检方施治，沉疴立起”。结合正宗派内外并治的主要特点，在顾世澄的学术思想及临证经验中体现得较为明显，笔者认为，顾世澄在学术上属外科“正宗”一派。当然，与传统中医学术发展史上的中医学术流派相较，外科学术流派主要体现在文献内容的传承和学术思想倾向方面，在师承关系、理论联系程度、理论水平特色等各个方面，尚不能同日而语。

顾世澄本人是一位临床医生，根据《疡医大全》乔光烈序所言：“顾君传医三世，精通内外两科，其活人甚多。”迄今并没有资料显示顾世澄以治外科疾病为主。因顾世澄有关临证经验等，仅以《疡医大全》一书传世，故仅就其外科方面学术思想和临证经验的学派传承进行探讨。

三、后世发挥

因顾世澄所著《疡医大全》属汇编类著作，其中少有其本人的医论、医案，间或有顾世澄所作按语，在这样一部体量极大的著作中，亦并不引人注目。故后人对顾世澄的学术思想及临证经验少有认识。本部分从三个方面，对其后世发挥加以归纳 。一是后世对《疡医大全》有关内容加以引录的情况。二是列举《疡医大全》一些重要外科学术思想在后世的体现。三是《疡医大全》一书中一些重要外科方剂在后世的应用。

（一）后世引录

《疡医大全》的有关内容，被后世医学书籍所引录，亦能体现其理论传承。

清代江苏常熟医家徐春泉，“取先哲不刊之论，前人历验之方”，著成《外科选要》6卷。其实其中内容多有摘抄《疡医大全》一书者，如书中的“痈疽论”“论分经络部位气血多寡”“论面赤不可攻下”“论未溃不可概用败毒之药”等篇十数节，以及该书中验方验论等。由于该书序言、凡例，均未说明上述内容之出处，后人或有不明源流者。就连《疡医大全》中，顾世澄根据自己临证经验所出的按语，《外科选要》亦全盘抄录。殊不知此按语非徐春泉所写，而为顾世澄所加。古书引用而不标明文献来源多矣，读者须辨明源流。

中国中医科学院馆藏，著者、年代不明的《喉症三书节钞》一书，系采摘《疡医大全》《杂病源流犀烛》《续验方集》“三书”中有关喉病证治部分汇编而成。可见《疡医大全》中有关喉症的内容，受到一定重视。

（二）理论发挥

1. 对《疡医大全》阴阳辨证理论的发挥

阴阳辨证，是中医八纲辨证的总纲。外科疾病辨阴证阳证，是对外科疾病的局部及全身症状加以综合分析，判断其病证的阴阳属性。某些疾病随着病情发展会有阴证阳证的相互转化，所以临证必须准确分病证的阴阳属性才可正确治疗。顾世澄曰："痈疽之候，纯阳固多，纯阴原少，惟半阳半阴之证最多，全在医者留心，不可忽略。盖阴阳兼半之证，若从辛温之剂内服外敷，则阴气潜消，转为阳证；若从清凉外敷，或用冷蜜蛋清调药涂敷，内投苦寒败毒之剂，则阳气冰伏，变为纯阴之证，吉凶反掌，医家病家均宜警省。"（《疡医大全·卷六·论辨半阴半阳疮疡法》）

顾世澄在《疡医大全·卷六》，先引《外科正宗》痈疽证、阴证、半阴半阳证分类歌诀，并在其基础上详细论述了纯阳、纯阴、半阴半阳疮疡的辨别方法，尤其对疮疡的阴阳真假证候论述甚详。书中论及疮疡真热假寒证的辨别方法，指出外症多见实热之象，虽有恶寒，此皆寒在皮肤，热在骨髓，所谓恶寒非寒；内证，则或为喜冷，或为便结，或小水之热涩，或口臭而躁烦，察其脉必滑实有力。对这类证候，提出应以凉膈、芩连之属，助其阴而清其火，使内热既除。

清·邹岳《外科真诠·疮疡总论》："第一宜辨阴阳。纯阳之毒，高肿焮痛，来势暴急，治法以清热解毒为主……纯阴之毒，清冷坚硬，皮色不变，不痛或痒，来势缓慢，治法以温经通络为主……半阴半阳之毒，坚硬微痛，皮色淡红，治法以和营解毒为主。"清末民初的张山雷在《疡科纲要·卷上·外疡总论·论阴证阳证》中提出："疡科辨证，首重阴阳。"并对前人所言的辨阴证阳证方法提出不同理解。张山雷指出，"阴阳二字，所包者广，不仅以热证为阳、寒证为阴"。认为阴阳可从多种角度理解，如以经络部位分阴阳，以病因之寒热虚实分阴阳，以病形之浅深分阴阳，以肿势之坚软分阴阳，以痛势之缓急分阴阳等，所以提出辨阴阳二证务必审察病人之证候虚实、病源浅深才能定论。

2. 对《疡医大全》辨脓理论的发挥

脓是化脓性疾病常见的病理产物，《灵枢·痈疽》：“寒气化为热，热胜则腐肉，肉腐则为脓。”关于辨脓之法，早在《伤寒杂病论》中，就有据脉象辨脓的记载。外科著作中较系统的辨脓立论，见于元代齐德之的《外科精义》：“凡疮疽肿，大按乃痛者，脓深也；小按之便痛者，脓浅也。”顾世澄在前人基础上更详细地讨论了辨脓的方法。如观察按压后凹陷与否，分析有脓无脓；轻按则痛为病浅，重按痛者病深；触按不热者无脓，热者有脓；四围坚中间软者有脓；一边软亦可有脓；坚硬者为恶核或有气；都软者，此为有血或血瘤。顾世澄通过局部皮肤软硬的观察、指压反应、触痛有无、温度等，详细分析有脓无脓，该方法为临床辨脓提供了参考。

在辨脓法基础上，顾世澄还强调有脓当及时处理。如《疡医大全·卷八》，有《论刀针砭石法》。其中指出“凡疮既成脓，皮肤不得疏泄，昧者待其自穿。殊不知不壮而充实者，或能自解。若老弱之人，气血枯槁，兼或攻太过，不行针刺，脓毒乘虚内攻，穿肠腐膜，鲜不误事”。

清末张山雷在《疡科纲要》中，更为系统地论述了辨脓方法。直至现代，辨脓包括按触法、透光法、点压法、穿刺法、超声波检测法等，临证当各种方法结合运用。

3. 对《疡医大全》乳衄诊治理论的发挥

乳衄，主要表现为乳窍溢出少量血液。《疡医大全·卷二十·胸膺脐腹部》中，有《乳衄门主论》，首次记载此病名，并对其病因病机及治疗详加论述。其曰：“妇女乳房并不坚肿结核，唯乳窍常流鲜血，此名乳衄。乃属忧思过度，肝脾受伤，肝不藏血，脾不统血，肝火亢盛，血失统藏，所以成衄也。治当平肝散郁，养血扶脾为主。”

清·程文囿所撰《医述·卷六》，在“杂证汇参·衄血”中论述到：“乳胀流血名乳衄，起初流血，续出黄水，黑逍遥散治之。”

《名老中医陆德铭经验集·学术精华》提到：“乳衄一症，多由肝气不舒，郁久化火，迫血妄行而致，也有病久体虚，气不摄血而致，故临床亦多以泻肝凉血和补气摄血等治疗。”

现代《中医外科学》将乳衄列入教材，所论病因病机主要包括两方面：一是忧思郁怒，肝气不舒，郁久化火，迫血妄行。二是素体脾虚，脾不统血，血不循经。治疗分别以丹栀逍遥散、归脾汤加减。

4. 对《疡医大全》痔疮诊治理论的发挥

顾世澄对外科许多疾病的分析为后世医家所借鉴，并在其基础上有所发挥。如关于痔病认识，顾世澄据前贤经验结合自身临床体会，论述了痔病的多种病因病机及治疗方药，疗法多样且疗效可靠，对指导现代临床诊治有着重要指导意义。顾世澄总结了痔疮的形成与多种原因有关：“初起，有奔走过急，瘀凝肠分，流注肛门者；有色欲违度，忍精强固者；有耽于醇酒者；有好嗜辛辣煎炒炙煿者；有湿热流滞者；有久嗽气虚，群火灼阴而成者；有久坐气血凝聚者；又有妇女血燥，大便秘结，用力努挣而成者；亦有生产用力太过，瘀血流结而成者；更有脾泻肾泄、元气下陷而成者；又有久痢气陷而成者，种种皆能成痔。”

现《中医外科学》认为内痔多因“脏虚、久坐久立、负重远行、长期便秘、泻痢日久、临厕久蹲、饮食不节、过食辛辣”导致风伤肠络、湿热下注、气滞血瘀、脾虚气陷而发。在痔疮治疗用药方面，顾世澄提出：“痔贵早为培补，益气保元，不可用苦寒内服外涂淋洗，病者谨戒百日醇酒房劳，再无不收口之理。”现代学者对先秦至清代的 98 部医籍进行统计，研究发现在痔疮的临证用药中补益药使用频率最高，其中以补气药、补血药为主，占全部补虚药的 82.6%。补气补血药与其他药物配伍使用，在痔病实证期可实现活血止痛、清热解毒、润肠通便之功；对于久痔气血亏虚，或内痔脱出时可以实现补益气血、升阳举陷之效。

5. 对《疡医大全》护理理论的发挥

《疡医大全》所论外科各类疾病诊治时，非常注重疾病的康复与调护。如《疡医大全·卷六》，有《论杂忌须知》。其中论述到："凡病时，忌怒，忌疑虑，忌身体不洁人来看，忌鱼、羊、鹅肉、烧酒、面食、生冷瓜果、腌腊等物，疮口敛百日后，不作渴者，方可入房。凡一切痈疽疮肿毒证，将欲好之时，如往有丧人家吊孝，并拜望等项，其疮肿即复发，切忌，切忌。"顾世澄从饮食、情志、劳逸等各方面，对疮疡疾病的调护提出了诸项禁忌。这也正是今天临床外科疾病康复调护所强调的内容。

此外，顾世澄在创口护理方面，还提出了痔漏的特殊坐垫制备法，完善了创口垫棉绑缚法。顾世澄首次提出治疗痔漏等证使用厚芦花坐垫，在坐垫中间开一洞，将患处坐向洞中，防止挤伤疮患，受此启发，现肛肠病已有专用熏洗坐椅。《疡医大全·卷九》有"绷缚背疮法"，其中论述曰："凡发背溃后，口小内大，大脓已泄，内肉不合，宜用铅片如镜，中凿一眼如钱状，四边锥眼，以针穿缝绵布铺上，夏月则用两层布铺，袱上六面钉阔绢带六条，先将膏药盖好，加以新棉，将铅片铺合疮上，先将左右二带系紧胸前，再将左上角带与右下角带，由左肩向右胁下斜系，右上角带与左下角带，由右肩向左胁下斜系，则两层新肉合成一块矣，倘左半边虚处多，右半边实处多，可将膏外衬棉，左半边垫厚些，右半边衬薄些，如右半边虚处多，亦照此法，总在看疮取脓揩洗时，留心察其虚实自明。"此种绷缚背疮法，在《外科正宗》中已有记录，顾世澄在其基础上将垫缚方法进一步细化，介绍了棉帛、绑缚绢带的材质、数量、尺寸，还用铅片加压、固定，并注重冬夏之分。顾世澄提出，垫棉时要根据脓肿局部状况，采用厚薄不同棉帛、施加不同压力，使皮肉完全贴合。在现代临床，也要求在腋腔凹陷处施加压力，使纱布最高点高于疮面以达到较好的加压效果。

（三）方剂应用

《疡医大全》收集了许多外科著作中各类病证的常用方剂、民间验方及顾世澄家传秘方和临证经验方。方后又常附有疗效评价、方药加减及使用方法，这些内容为后世外科方药研究提供了丰富的参考资料。顾氏家传秘方及临证经验方中有许多成为现在外科临床常用方剂。

1. 西瓜霜

用大黄泥钵一个，将西瓜一个照钵大小，松松装入钵内，将瓜切盖，以皮硝装满瓜内，仍以瓜盖盖，竹签扦定，再以一样大的黄泥钵一个合上，外用皮纸条和泥将缝封固，放阴处过数日，钵外即吐白霜，以鹅毛扫下收好，仍将钵存阴处，再吐再扫，以钵外无霜为度，收好。每用少许吹之。

《疡医大全·卷十七·咽喉部》记载了西瓜霜的制备方法，用于治疗咽喉口齿部双蛾、喉痹等病证。西瓜霜味咸，性寒。归肺、胃、大肠经。西瓜可清热解暑，皮硝能清热泻火，二者合制增强了药物的清热泻火功效，所以该方具有清热泻火、消肿止痛的作用。传统的西瓜霜制备只适合小量制备，也受季节限制，现今已改进工艺可大量生产运用于临床。

西瓜霜在后世临床运用中，医家常将其作为单味药入方。《喉舌备要秘旨·喉部·论分经治喉症药性》治火症痘疳、牙疳、喉间溃烂时将西瓜霜作为单味药入方，如金不换散方中使用人中白、细柏末、青黛、玄明粉、白硼砂、冰片、西瓜霜。《白喉条辨·辨手少阳标病第六》在白喉治疗中也使用西瓜霜组方制成吹喉青黄散，方中使用飞青黛、西牛黄、老式大坭冰、西瓜霜、西月石、濂珠。《本草简要方·卷之五》记载治疗丹毒喉肿的冰瓜雄朱散中也以西瓜霜为主药立方，方中使用冰片、西瓜霜、雄精、朱砂、犀牛黄、人中白几味药组方，其中西瓜霜二两，在各味药物中用量最大。为了增加疗效，现西瓜霜制剂中常会添加清热解毒、凉血散瘀的中药。

如现今销量较大的中成药制剂桂林西瓜霜中即包含西瓜霜、硼砂（煅）、黄柏、黄连、山豆根、射干、浙贝母、青黛、冰片、无患子果（炭）、大黄、黄芩、甘草、薄荷脑等药物，可用于风热上攻，肺胃热盛所致的乳蛾、喉痹、口糜、咽喉肿痛、牙龈肿痛或出血、急慢性咽炎、扁桃体炎、口腔炎、牙龈炎、轻度烫伤等多种疾病。

2. 四海舒郁丸

青木香（五钱）、陈皮、海蛤粉（各三钱）、海带、海藻、昆布、海螵蛸（各二两。俱用滚水泡去盐）。

共研细，每服三钱，不拘酒水，日服三次；渣沉在碗底内者，敷气颈上。愈后用黄药子四两，生酒三大壶，煮三炷香，窨一七去火毒，早晚任饮数杯，酒完永除根。

《疡医大全·卷十八·颈项部》气颈门主方中记载了四海舒郁丸的制备。该方主行气化痰，散结消瘿。主要治疗肝脾气郁所致气瘿，结喉之间，气结如胞，随喜怒消长，甚则妨碍饮食。方中青木香、陈皮理气化痰；海蛤粉、海带、海藻、昆布清热化痰，软坚散结；海螵蛸破血消瘿。合用共奏行气化痰，软坚消瘿之效。黄药子凉血降火，消瘿解毒，煮酒内服，能治瘿瘤结气，愈后继服，可以根除气瘿。该方被《方剂大辞典》、《中华名方大全》、《中医外科学》收录。

临床该方被广泛用于气瘿治疗，对单纯性甲状腺肿、甲状腺功能亢进症、甲状腺炎、甲状腺肿瘤、甲状腺癌属于气郁痰阻证，以颈前喉两旁结块肿大、质软不痛为基本特征的甲状腺疾病有较好的治疗效果。《王付内科杂病选方用药技巧》提到现代临床研究使用刮痧结合四海舒郁丸治疗单纯甲状腺肿肝气郁结证，65 例病患有效率达 81.5%。据现代药理研究，四海舒郁丸中的药物具有增加机体含碘量，抑制甲状腺激素释放，减轻甲状腺的代偿，减轻甲状腺激素对其他脏器的刺激，改善血液循环，消除结节内纤维化、钙化状态等作用，故而在临床上收到较好的疗效。四海舒郁丸主要用于气瘿治疗，《牟永昌诊籍纂论》提到牟永昌在临证中以四海舒郁丸加《医宗金鉴》海藻玉壶汤化裁制成四海舒郁消瘿汤，用于痰血瘀结的肉瘿治疗。

3. 槐角丸

槐角子、槐花（各八两）、槟榔（四两）、黄芩（三两）、刺猬皮（两个，酒浸焙）。

共为细末，炼蜜为丸桐子大，空心白汤送下，每服一百丸。

《疡医大全·卷二十三·后阴部》记载了槐角丸的制备，该方主要用于治疗痔漏。方中槐角凉血止血，清肠疏风。槐花凉血止血，清肝泻火。槟榔，降气行滞。黄芩清热燥湿、泻火解毒、止血。刺猬皮化瘀止痛，收敛止血。全方具有凉血止血、清肠燥湿之功。《太平惠民和剂局方》等多部书中都记录了槐角丸一方，但各书中方剂组成各有不同。《疡医大全》中的槐角丸用药精当，被《中医外科学》作为代表方剂纳入教材。此外《方剂大辞典》、《简明方剂辞典》等方剂专书都有收载。贾春华主编的《方剂大成》收载本方，总结该方清热凉血、止血之力较强，除用于血痢、便血、痔血外，还可用于治疗上、中焦的吐血、衄血，效果亦佳。《中国历代名医验方析要》中评价该方："槐花槐角是清肠凉血泻热妙品，今合而用之，花取其散，角取其收，此达其平。黄芩清肺，肺与大肠相表里而用之，槟榔直达肛门而攻坚去胀，猬皮能横解病灶盘曲，各药配伍合理，为医痔妙方。"

4. 内消瘰疬丸

夏枯草（八两）、玄参、青盐（各五两）、海藻、川贝母、薄荷叶、天花粉、海粉、白蔹、连翘（去心）、熟大黄、生甘草、生地、桔梗、枳壳、当归、硝石（各一两）。

共磨细，酒糊丸，桐子大，临卧白汤送下三钱。

《疡医大全·卷十八·颈项部》记载了内消瘰疬丸，具有软坚散结，化痰消瘿的作用，主治瘿瘤、瘰疬、痰核。方中夏枯草、玄参、白蔹，蛤壳、连翘以软坚散结、清热解毒；配薄荷、天花粉增强清热解毒之功；配川贝母、海藻化痰利水、消毒散结；大黄、玄明粉泻火、软坚、祛瘀，增强软坚散结之效；枳壳、桔梗行气解郁、除痞消痰；当归、地黄补血活血，凉血养阴；甘草调和诸药。临床可用于治疗瘰疬肿大。

有现代研究使用内消瘰疬丸联合抗结核药物治疗颈淋巴结结核，观察结果显示内消瘰疬丸联合常规抗结核药物治疗颈淋巴结结核有缩短疗程，减少副作用及提高疗效的作用。临床上内消瘰疬丸的使用不仅仅局限于瘿瘤疾病，目前也广泛运用于乳腺增生、肺结核、痒疹、肛瘘等疾病。有学者运用内消瘰疬丸治疗乳腺增生疾病，临床观察结果显示患者治疗后外周血 T 细胞亚群、血清 E_2、PRL 水平优于治疗前，乳房肿块大小、乳房疼痛评分、伴随症状明显改善，该方治疗乳腺增生症效果显著。

内消瘰疬丸中使用了海藻、甘草，属于中药十八反之一。《王新陆医论医案集》总结《本草新编》中有海藻和甘草配合治疗瘿瘤的病例，《证治准绳》的昆布散，《医宗金鉴》的通气散坚丸、海藻玉壶汤，李东垣散肿溃坚汤等都有海藻和甘草合用。《王新陆医论医案集》提到，海藻与甘草合用可治疗颈淋巴结核、甲状腺肿、甲状腺功能亢进、子宫肌瘤、结核性胸膜炎、骨结核、骨瘤、肠系膜淋巴结核、高血压、动脉硬化、再生障碍性贫血、脱发症等很多疾病。

5. 八宝丹

珍珠（布包，入豆腐内煮一伏时研细。如治颠顶，十手指尖，十足指尖，龟头，此二十一处，非圆滚珍珠合药，不能包裹还原，若治痈疽一切疮疡，即饮块珍珠，皆可用也。一钱）、牛黄（五分）、象皮（切片）、琥珀（灯心同乳）、龙骨（煅）、轻粉（各一钱五分）、冰片（三分）、炉甘石（银罐内煅红，研细，三钱）。

共乳极细，瓷瓶贮，每用少许，生肌长肉，收口如神。

《疡医大全·卷九》，在《痈疽门生肌丹散膏方》中，记载了八宝丹的制备，该方具有生肌收口之功效。可用于溃疡脓水将尽，阴证、阳证皆可使用。方中珍珠、象皮、琥珀具有生肌散瘀功效，牛黄、冰片可解毒祛腐，龙骨、炉甘石、轻粉可收湿敛疮。

清·刘一明《经验奇方》中收载琥珀珍珠八宝丹，《疡医大全》八宝丹去牛黄、轻粉、冰片，加赤石脂、血竭、儿茶，该方主要治疗一切湿疮。《疡医大全》八宝丹，被现代《中医外科学》纳入教材，《方剂大词典》《国医大师尚德俊》等书籍也有收载。《国医大师尚德俊》记载的临床外科常用治疗方剂中，有关八宝丹的功效评价，认为该方适用于创口溃疡坏死组织、脓液已净，久不愈合者。有报道使用八宝丹外掺换药治疗褥疮，痊愈率达70%，有效率达90%。方中诸药合用，共起生肌收口功效，是褥疮治疗中一种极为有效的外用药物。

四、国外流传

《疡医大全》问世以后，除在国内出版流传，亦传于海外。

日本丹波元胤所著《中国医籍考》是中日医学史上颇具影响的医学目录著作，书中记载："顾氏（澄）《疡医大全》四十卷，存。"并转录了顾氏自序。

日本丹波元坚所著《杂病广要》一书，在述及痔、疬、血证、历节等疾病治疗中，多次引用《疡医大全》医论及方药。该书《脏腑类·痔》还引用了《疡医大全》痔病的治疗调护原则。

"既溃之后，每每多成漏管，不能收口者，非内服外洗，纯用苦寒，致令脾元日损，肌肉难生；即系医家妄用刀针，药线系扎，铅丸悬坠，利剪割切，良肉受伤，日施药絍，插入拔出，日逐将疮内四旁新肉磨成硬管，愈插愈深。此固医者之过，然病家见痔疮溃后，虽流脓血，不疼不痛，嗜饮者依然畅饮，好色者仍复贪欢，善啖者辛辣煎炒，全不禁戒，虽无刀剪药线之害，亦断无不成漏者，所以致漏之源又伙。更有等自愚之辈，每言痔漏不可医痊，留此门户为湿热外渗之地，若收功完口，湿热反无门可出矣。殊不知肾开窍于二阴，谷道即肾之门户，若使终年破流血水，则真阴由此而耗，正气从此而亏，安能保其不成痨瘵乎。况湿热若果由大肠而来，自由大肠直出，岂有归大肠而不出，反由漏口徐徐而泄哉。是以痔贵早为培补，益气保元，不可用苦寒内服外涂淋洗。病者谨戒百日醇酒房劳，再无不收口之理。若不遵禁忌，虽有灵丹，亦难奏效。”

“痔漏，若能味无味之味，正味足矣，事无事之事，百事备矣。若服饵调节，谨慎合宜，未有不瘥者也。若不知谨慎，强治无功。”

“治痔漏鹳口等症，患者欲坐不能，须用定铺极厚芦花坐垫，中开一洞，将患处坐向洞中，自无压挤伤疮之患。”

另引《疡医大全》治痔方药：犀角、象牙、乳香、没药（各一两）、明矾、黄蜡（各五钱）铜器熔化蜡，入药丸梧桐子大，用连翘、金银花入好酒煎半日，去渣，酒服二十一丸自愈。

该书《身体类·疬》引《疡医大全》验方：活癞虾蟆一个，用盐泥捣熟做一匣，入虾蟆于内，炭火烧熟存性，去泥，将虾蟆研为细末，每服三钱，热酒调服发汗，得汗即止后服。

该书《诸血病·鼻大衄、九窍四肢出血》引《疡医大全》治法：耳目口鼻窍中一齐出血，药不及煎，死在旦夕俄顷。用冷水当面噀几口，急分开头发，用粗纸数层，蘸醋令透，搭在囟门，血即止。次以当归一两煎汤，磨沉香、降香各五钱，加童便服之，血自归经。然后以四物汤加人参、黄芪、北五味、麦门冬服之，可收万全之功。

该综上所述，顾世澄基于中医经典理论，汇集历代外科著作精华及30余位医家的治疗思想及临证经验，编著的《疡医大全》，广涉人体内外各部约400余种疾病，可谓网罗浩博，资料详实。全书所论，理论有源，切合临床；分门别类，便于查阅，且图文并茂，形象易懂。从顾世澄的学术思想及临证经验，可以看出其主张养正驱邪，治疗因人而异，临床内外治法并用，甚至配合多种手术疗法。《疡医大全》是其时中医外科学内容最为丰富的一部巨著，也是当今中医外科文献理论研究及临床诊治的重要参考文献。书中所反映的学术思想、临证经验等，具有独特的理论和临床价值，值得深入挖掘，总结继承，并在理论上加以阐发。

顾世澄

参考文献

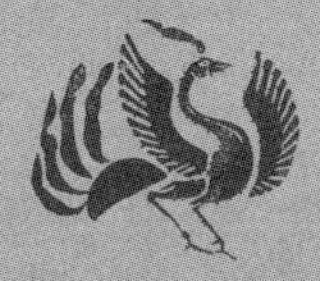

一、著作类

[1] 清・顾世澄撰，凌云鹏点校 . 疡医大全［M］. 北京：人民卫生出版社，1987.

[2] 山东中医学院，河北医学院校释 . 黄帝内经素问校释［M］. 北京：人民卫生出版社，1982.

[3] 河北医学院校释 . 灵枢经校释［M］. 北京：人民卫生出版社，1982.

[4] 唐・王焘 . 外台秘要［M］. 北京：人民卫生出版社，1955.

[5] 唐・孙思邈撰，鲁兆麟等点校 . 备急千金要方［M］. 沈阳：辽宁科学技术出版社，1997.

[6] 宋・陈言 . 三因极一病证方论［M］. 北京：人民卫生出版社，1957.

[7] 元・齐德之著，裘钦豪点校 . 外科精义［M］. 北京：人民卫生出版社，1990.

[8] 元・危亦林著，田代华、杨金萍、李怀芝整理 . 世医得效方［M］. 北京：人民卫生出版社，2009.

[9] 元・杨清叟撰，明・赵宜真辑 . 外科集验方［M］. 北京：人民卫生出版社，1991.

[10] 明・汪机 . 外科理例［M］. 北京：商务印书馆，1963.

[11] 明・薛己 . 外科枢要［M］. 北京：人民卫生出版社，1983.

[12] 明・申斗垣 . 外科启玄［M］. 北京：人民卫生出版社，1955.

[13] 明・陈实功 . 外科正宗［M］. 北京：人民卫生出版社，1956.

［14］明·张介宾.景岳全书［M］.上海：上海科学技术出版社，1959.

［15］明·王肯堂.证治准绳［M］.上海：上海科学技术出版社，1959.

［16］明·蒋示吉.医宗说约［M］.北京：中国中医药出版社，2004.

［17］清·祁坤编.外科大成［M］.上海：上海卫生出版社，1957.

［18］清·陈士铎.辨证录［M］.北京：人民卫生出版社，1965.

［19］清·陈士铎著，柳长华点校.洞天奥旨［M］.北京：中国中医药出版社，1991.

［20］清·冯兆张撰辑，王新华点校.冯氏锦囊秘录［M］.北京：人民卫生出版社，1998.

［21］清·吴谦等编.医宗金鉴·外科心法要诀［M］.北京：人民卫生出版社，1973.

［22］清·程国彭著，宋洋，陈瑶，周德生，等整理.外科十法释义［M］.太原：山西科学技术出版社，2011.

［23］清·王维德著，胡晓峰整理.外科证治全生集［M］.北京：人民卫生出版社，2006.

［24］清·高秉钧著，田代华整理.疡科心得集［M］.北京：人民卫生出版社，2006.

［25］民国·谢观.中国医学源流论［M］.福州：福建科学技术出版社，2003.

［26］中国中医研究院，广州中医学院.中医大辞典［M］.北京：人民卫生出版社，2005.

［27］陈存仁编校.皇汉医学丛书·中国医籍考［M］.上海：上海中医学院

出版社，1993.

［28］何时希．中国历代医家传录［M］．北京：人民卫生出版社，1991.

［29］孙玉信，田力，王晓田．方剂大辞典［M］．太原：山西科学技术出版社，2014.

［30］李永来．中华名方大全［M］．哈尔滨：黑龙江科学技术出版社，2012.

［31］何清湖，秦国政．中医外科学［M］．北京：人民卫生出版社，2016.

［32］王付．王付内科杂病选方用药技巧［M］．郑州：河南科学技术出版社，2016.

［33］柳少逸．牟永昌诊籍纂论［M］．北京：中国中医药出版社，2017.

［34］江克明，包明蕙．简明方剂辞典［M］．上海：上海科学技术出版社，2002.

［35］贾春华．方剂大成［M］．长春：长春出版社，1995.

［36］贾大明．中国历代名医验方析要［M］．太原：山西科学技术出版社，1994.

［37］王新陆．王新陆医论医案集［M］．北京：中国医药科技出版社，2016.

［38］陈柏楠，秦红松，刘明．国医大师尚德俊［M］．北京：中国医药科技出版社，2016.

［39］郭育兰，卢祥之，李哲，等．疡医大全比对与新用［M］．贵阳：贵州科学技术出版社，2014.

［40］薛清录．中国中医古籍总目［M］．上海：上海辞出出版社，2007.

二、论文类

[1] 张宏.《疡医大全》疮疡证治特点［J］. 安徽中医学院学报,2011,30(3):7-8.

[2] 江一平. 集古今名医确论，阐外证必本于内：清外科名医顾世澄［J］. 光明中医，1994（1）：52.

[3] 张宏. 顾世澄《疡医大全》学术思想初探［J］. 安徽中医学院学报，2010，29（5）：9-10.

[4] 张宏.《疡医大全》中尿的应用初探［J］. 中药材，2017，40（8）：1979-1982.

[5] 张宏. 顾世澄《疡医大全》中医护理特色探析［J］. 承德医学院学报，2018，35（1）：38-40.

[6] 石志强，白静，赵彦，等. 顾氏论痔［J］. 辽宁中医药大学学报,2010,12（6）：90-92.

[7] 和中浚. 中医外科“正宗”源流论. 中国中医基础医学杂志［J］.2012，18（2）：124-126.

[8] 庆楠楠. 痔的中医古代文献与内服方药研究［D］. 山东中医药大学硕士研究生学位论文 .2014.6.

[9] 孙晶，孟宪伟，马晓菲. 刮痧结合四海舒郁丸治疗单纯甲状腺肿肝气郁结证的临床观察［J］. 中国地方病防治杂志 .2014，29（4）：278-279.

[10] 杨芬 . 内消瘰疬丸联合抗结核药物治疗颈淋巴结结核 40 例疗效观察［J］. 中医药导报，2012 年，18（8）：103–104.

[11] 王西跃，邓丁梅，张爱玲等 . 内消瘰疬丸治疗乳腺增生病的疗效及安全性分析［J］. 慢性病学杂志 .2017，18（7）：766–767.

[12] 李亚南 . 八宝丹外掺治疗褥疮疗效观察［J］. 中国实用医药，2012，7（34）：155–156.

《中医历代名家学术研究丛书》医家名录

（总计102名，以医家出生时间为序）

汉晋唐医家（6名）

张仲景　王叔和　皇甫谧　杨上善　孙思邈　王　冰

宋金元医家（19名）

钱　乙　刘　昉　陈无择　许叔微　陈自明　严用和
刘完素　张元素　张从正　成无己　李东垣　杨士瀛
王好古　罗天益　王　珪　危亦林　朱丹溪　滑　寿
王　履

明代医家（24名）

楼　英　戴思恭　刘　纯　虞　抟　王　纶　汪　机
薛　己　万密斋　周慎斋　李时珍　徐春甫　马　莳
龚廷贤　缪希雍　武之望　李　梴　杨继洲　孙一奎
吴　崑　陈实功　王肯堂　张景岳　吴有性　李中梓

清代医家（46名）

喻　昌　傅　山　柯　琴　张志聪　李用粹　汪　昂
张　璐　陈士铎　高士宗　冯兆张　吴　澄　叶天士
程国彭　薛　雪　尤在泾　何梦瑶　徐灵胎　黄庭镜
黄元御　沈金鳌　赵学敏　黄宫绣　郑梅涧　顾世澄
王洪绪　俞根初　陈修园　高秉钧　吴鞠通　王清任
林珮琴　邹　澍　王旭高　章虚谷　费伯雄　吴师机
王孟英　陆懋修　马培之　郑钦安　雷　丰　张聿青
柳宝诒　石寿棠　唐容川　周学海

民国医家（7名）

张锡纯　何廉臣　陈伯坛　丁甘仁　曹颖甫　张山雷
恽铁樵